中公新書 1647

酒井邦嘉著

言語の脳科学

脳はどのようにことばを生みだすか

中央公論新社刊

はじめに

「心から生まれ―願わくは再び―心に至らんことを!」(『ミサ・ソレムニス』自筆譜冒頭への書込みより) ベートーヴェン (L. van Beethoven)

言語は、人間にのみ備わった能力である。何か考えごとをするときに、私たちは常に言葉を使っている。言葉はあまりに身近にあるので、その存在を忘れてしまうことさえある。しかし、病や事故などで言葉に不自由を感じるようになって、初めてその存在の大きさに気づくことがあるだろう。海外に行って、思うように言葉を伝えられなかった経験はないだろうか。日常的に使っている日本語ですら、自分の真意を他人に伝えるときには苦労する。

「言語」とは、『広辞苑(第五版)』に、「人間が音声または文字を用いて思想・感情・意志などを伝達したり、理解したりするために用いる記号体系」とある。一方、「言葉」とは、「ある意味を表すために、口で言ったり字に書いたりするもの」で、言語による表現の方を指す。この語義は、言語に対する一般的な考えを代表するものだろうが、さまざまな疑問が生じてくる。言語が「記号体系」ならば、それは人間が自由に作った人工的な体系だろうか。

音声や文字とは異なる「手話」はどうなるのだろうか。そもそも、言語は意志などの伝達のための手段なのだろうか。人間の言語は動物の鳴き声のようなコミュニケーションから「進化」してきたという説があるが、それが正しいならば、言語は人間だけが使っているとは言えないことになる。

自然科学は、次々と人間中心主義の考え方を打破してきた。世界地図では自分の国を中心におく場合が多い。南半球の国の地図では、南を上に表示することもある。これは、単に自国を中心とする思想の表れであって、便宜上の手段にすぎない。地球は丸いのだから、地表に中心がなければ上下もないことは明らかだ。地動説は、地球が天空の中心にあるのではなく、太陽を中心とする惑星系の一員であることを示した。さらに天文学は、太陽系が銀河系の端にあることや、宇宙空間には中心という概念すらないことまで明らかにしてきた。一方、ダーウィンの進化論は、ヒトも進化途上の一つの種にすぎないことを教えてくれる。動物行動学は、サルがヒトに似た認知能力を身につけていることを明らかにしてきたし、ヒトが動物の一員であることを強調する。

それでは、人間とは何なのだろうか。言語を持つだけで、何も特別なことはないのだろうか。人間が生み出す芸術は「文系」として、「理系」からは区別されているので、文学などの芸術の基になる言語もまた、サイエンスの対象ではないのだろうか。言語もまた、人間の文化遺産にすぎないのだろうか……。

本書では、言語がサイエンスの対象であることを明らかにしたい。言語に規則があるのは、人間が規則的に言語を作ったためではなく、言語が自然法則に従っているためだと私は考える。この考えは、一般の常識に反したものであろう。しかし、この問題提起がなければ、言語の脳科学は始まらないし、それが正しいかどうかは、科学的に検討してみなくてはならない問題である。この試みによって、「言語を持つ心」のユニークな本質を明らかにし、サイエンスに人間の復権を促してみたい。

脳や言語に関する本は、すでに数多く出版されている。学生や一般の人々は、言語の脳科学は十分に発展した学問だと思うかもしれないが、実際はそうではない。言語学を含めて言語に関するさまざまなアプローチを結集して、言語をサイエンスの対象にしようとする努力は、まだ始まったばかりである。言語の問題には、これまでの動物を対象とする実験研究ではわからない、重要な何かがまだ発見されていないに違いない。

「人間に特有な言語能力は、脳の生得的な性質に由来する」、と半世紀にわたって主張してきたのは、アメリカの言語学者、ノーム・チョムスキー（一九二八〜）であった。チョムスキーほど二十世紀後半の自然科学・人文科学・社会科学のすべてに影響を与えた人は他にいない。その意味で、まさに「知の巨人」である。しかし、チョムスキーほど賞讃と同時に批判を受けてきた人もいないだろう。生得説を裏付けるための脳科学からの証拠が未だ不十分なため、チョムスキーの革命的な考えは、多くの誤解と批判にさらされている。本書は、チョムスキーに対する誤解を解き、言語の問題を脳科学の視点からとらえ直すことを目標とする。

＊

私は大学で物理学を専攻し、大学院では生物学（ショウジョウバエの神経発生）と生理学（日本ザルの連想記憶のニューロン機構）の研究を行った。ちょうど大学院を修了する頃に、MRI（磁気共鳴映像法）を使って脳のはたらきを見るための技術が初めて報告された。人間の脳を研究できるという可能性に魅せられて、心理学に興味を持つようになった。その後、ボストンでMRIを使った研究に続いて言語学を学び、チョムスキーの思想に直接ふれて、言語の問題の奥深さを知った。

本書は、科学技術振興事業団の戦略的基礎研究推進事業『脳を創る』領域で、「言語の脳機能に基づく言語獲得装置の構築」というプロジェクトを進めながら、この五年間に学び考えてきたことを基にして、東京大学教養学部での講義（「認知脳科学概論」など）をまとめたものである。この本が、言葉の不思議さについて考えてみるきっかけになれば、望外の幸せである。引用した訳書については、スペースの関係で原書のタイトル等を省略したが、訳文が不明なときはオリジナルを参照していただきたい。なお、訳文については字句を改めたものもある。

この場を借りて、脳科学を始める基礎をくださった堀田凱樹《よしき》先生、言語の脳研究を始める機会をいただいた宮下保司《やすし》先生、そして現在の研究の場をくださった河内《かわち》十郎先生に、厚く感謝したい。小泉英明先生には、脳の機能計測から教育論まで、数々のご教示をいただいた。そして、編集を担当してくださった、中公新書編集部の石川昂氏と郡司典夫氏に合わせてお礼を申し上げたい。日々実り多い議論をいただいた同僚と学生の皆さんに、心からお礼を申し上げる。

平成十四年三月　駒場にて

目次

言語の脳科学

How the Brain Creates Language

第1章

脳―心―言語

言語の構造と使用を支配している抽象的原理、すなわち、単なる歴史的偶然によるのではない、生物学的必然性に由来する普遍性を持ち、人間という種の精神的特質に発する原理を、言語研究によって見出すことができるかもしれないのである[1]。

――ノーム・チョムスキー　Noam Chomsky

究極の難問

言語の脳機能の解明は、サイエンスにとって最後のフロンティアの一つである。それは、言語の問題が極めてユニークで、難解で、しかも不思議な現象だからである。最先端の脳研究は、さまざまな心の謎に挑んできた。しかし、「脳はどのようにことばを生みだすか」という問題は、難問中の難問だと考えられている。その理由は主に三つある。

第一に、言語は脳の高次機能の頂点にあるので、ブラックボックスの究極にあると言ってよい。脳の高次機能とは、認知や思考・意志・感情といった心のはたらきを指す。認知というのは、「認め」「知る」と書くように、物を見たり音を聞いたりして、知識をもとに何であるかわかることである。言語が頂点にあるのは、これらの心のはたらきを、すべてではないにせよ、言語によって表現（言語化）できるからである。情報が下の段階から上の段階へ送られることをボトムアップと言うが、ボトムアップの情報処理の行き着く先が言語なのである。また、情報が上の段階から下の段階へ送られることをトップダウンと言うが、トップダウンの情報処理の発信源の一つが言語である。一般に、言語はコミュニケーションのための手段だと考えられているが、言語のはたらきはそれだけではない。言語を手段として使うという命令そのもの（言語化の意志）が、言語の能力によって支えられていることを忘れてはいけない。

第二に、言語は人間にのみ備わった能力である。人間以外の動物は、認知や思考・意志・感情を持つかもしれないが、これを言語化することはできない。従って、言語の研究は人間でしかできないことになる。心理学の内観法とは、被験者が自分の経験を内観して、言葉で報告する方法であるが、言語のプロセスの大半は意識に上らないまま進行しているので、言語そのものを内観法で調べるというわけにはいかない。一方、動物実験で用いられる分析的な手法の多くは人間に対して使うことができない。これは、言語研究にとって方法上の大きな制約であり、ただでさえ難しい問題をいっそう解きにくくしている。

第三に、言語は他のさまざまな認知機能と密接に結びついているので、言語の機能だけを取り出して研究するのが難しい。認知機能のどこから言語が始まるかを考えて線を引くとすると、脳科学の研究者の間でもなかなか一致しないだろう。言い換えると、究極の難問が解けるかどうかは、「これこそが人間にしかない言語機能だ」、と言い切れるものを脳の中に発見できるかどうかにかかっている。

何を明らかにすべきか

言語の脳科学はまだ始まったばかりであるので、学問の目指すべき具体的な方向について一致した見解はない。少なくとも私の考える目標は、次の三点を明らかにすることである。

【問題一】人間にしかない言語機能は、文法を使う能力だと考える。文法は脳のどこにあり、他の認知機能とどのように分かれているのか。

【問題二】文法はどのようにして脳に作られるのか。その基本メカニズムが、言語の違いや個人差に依存しない普遍的なものであるのはなぜか。

【問題三】言語はそれ以外の認知機能とどうして違うのか。その違いを支える神経メカニズムあるいは分子メカニズムは何か。

私は、特に文法の法則性と、それを支える原理を知りたい。

認知脳科学

最近、脳のはたらきや心の問題に対する関心がさまざまな方面から高まっていて、今までの学問分野の枠を越えた研究が必要になってきている。このように脳から心までを対象にする学問の必要性から生まれたのが、「認知脳科学（cognitive neuroscience）」である。ここで言う認知とは、認識過程を含めた心のはたらき全般を指す。認知脳科学は、そのような心のはたらきを脳科学から調べようとするアプローチである。私は、前著『心にいどむ認知脳科学――記憶と意識の統一論』[2]で、心とは脳のはたらきの一部であって、「知覚―記憶―意識」の総体であると位置づけた。本書では、さらに言語と心の関係を明らかにしたい。

言語と心の関係

言語は心から生まれるわけだが、発せられた言葉は再び心に返って理解される。心から言語へ、そして言語から心へ、というサイクルは、言語の作用がその作用を行う心自身に返ってくるという意味で、再帰的（recursive）である。言語と心の関係を考えるうえで、この再帰性は大切な考えである。

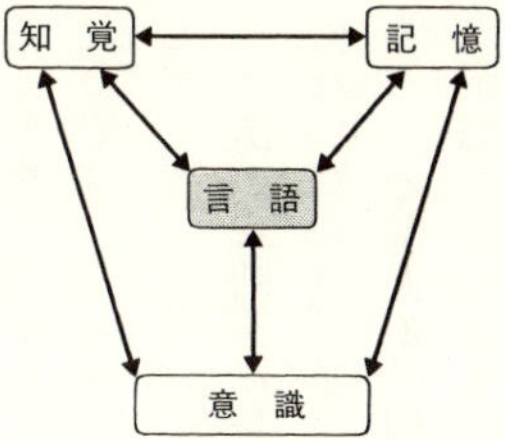

図1－1　言語と心の関係

全体として見ると、言語のはたらきは、「知覚―記憶―意識」という心のはたらきと関わり合いながら、脳のシステム（体系）に組み込まれている（図1－1）。言語は、知覚―記憶―意識のそれぞれとの間に双方向の情報のやりとりがある。従って、言語は心のそれぞれの要素と相互に再帰的に関わっているのだ。この点をもう少し具体的に考えてみよう。

外界から取り入れた言葉の情報は、感覚器官を通して知覚される。音声なら聴覚、手話や文字なら視覚、点字なら触覚が言語の入力となっており、それぞれの知覚のことを「モダリティ（modality）」と呼ぶ。言語は知覚だけでなく、記憶にも関係している。言葉は、音声や文字などのパターンとしてすでに記憶されていて、別に記憶された文法の規則性に基づいて解釈されるわけである。記憶がなければ、そもそも言語は成立し得ないだろう。また、言語の記憶があることで、トップダウン的に言語の情報が知覚を左右することもある。例えば、「トレイ」という看板を「トイレ」と読んでしまうように、すでに記憶された言葉の鋳型に当てはめることで、知覚が効率よく進んでいる。

さらに、言語は意識とも関係している。意識のある状態では、絶えず言語を用いて心の中で考えている。しかし、言語化の過程そのものは、無意識的（自動的）に行われる。実際、生まれつき日本語を話す人は、「国文法」の知識を学校で習わなくても日本語を使いこなせるし、意識して文法の規則を思い出しながら使う必要すらない。意識的に話す内容を考えながら、実際は無意識的に話すというのは、不思議なことである。言語において、無意識的なプロセスが意識的なプロセスを生み出すのか、またはその逆なのかがまだわかっていない。

言語は心の一部である

認知脳科学の目標は、心が脳のどのようなはたらきであるかを理解することである。図

１―２に示すように、心は脳のはたらきという生命現象の一部であると考える。脳のはたらきは、さらに遺伝や発生・分化などといったもっと一般的な生命現象によって支えられている。それでは、言語と心の関係については、どうなのだろうか。言語と心が再帰的になっているからといって、両者が分かれて並列しながら存在するとは限らない。一方が他方を含むことも十分あり得る。

例えば動物の認知能力のように、言語化を必要としない心のはたらきがあることから明らかなように、言語と心を比べたら、心の方がはるかに広い現象を含んでいる。実際、言語化できる心の部分は、氷山の一角にすぎない。言語化の能力に個人差が大きく現れることは、詩人の才能を考えれば明らかだろうし、直感や勘のように、言語化されない思考のはたらきも存在するからである。

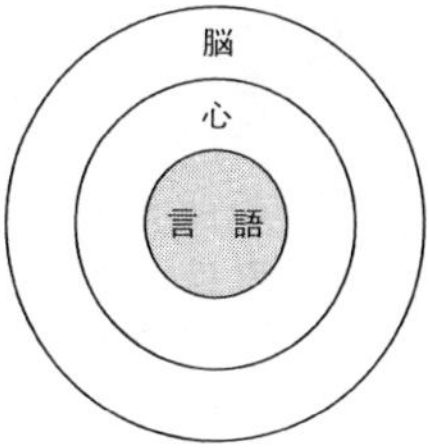

図１―２　脳―心―言語の階層性

言語は心と密接に結びついているので、言語を心の外にある実体と考えるよりも、心のはたらきの一部と考えた方が自然であろう。以前、あるテレビ番組の取材を受けたときに、言語とは何かを一言で言い表してください、と頼まれたことがある。この問いに科学的に答えられるのは、本章のはじめに書いた、「脳はどのようにことばを生みだすか」という難問が解決したときなので、「正しい」答えは誰にもわからないはずだ。そこで、少し視点を変えて、「言語は心の一部である」と答えることにした。言語を研究することは、人間の心の一部を理解することに他ならない、と常日頃考えていたからである。人間が使っている言葉を調べれば調べるほど、人間の心の仕組みがよくわかるようになるだろう。しかし、言語は心の一部だから、言語から心のすべてがわかるわけではない。言語は、心の他の要素とは明確に違う、ユニークな構造を持っているために、心の一部として独立しているのだ。

言語を心の一部としてとらえている研究者の一人に、言語学に革命をもたらした、ノーム・チョムスキーがいる。彼は、「言語学は心理学の一分野である」とはっきりと述べており(3)、「個人的には、言語の研究を通して人間の精神の本質に光を当てるような何かを学ぶという可能性に、私はもっとも興味を持つ」と言う(4)。ベストセラーとなったアメリカのピンカー（S. Pinker）の『言語を生みだす本能』(5)の副題にも、「心はどのように言語を生みだすか（How the Mind Creates Language）」とある。

以上のことをまとめると、「脳―心―言語」という階層関係となる（図1‐2）。「階層性」とは、いくつかのレベルの間に、機能的な順序関係があることを示す用語である。言語はもっとも階層の高い脳機能であると言えよう。この階層性こそが、言語の脳科学の出発点になると私は考える。

チョムスキーという人

一九五〇年代に、言語学はチョムスキーによって革命的な発展を遂げることになった。あるアメリカの調査（*Chicago Tribune*）によれば、チョムスキーは古今東西の人文科学で引用されるトップ・テンの第八位に挙げられ、そのうちでただ一人健在である。ちなみにそのリストは、第一位から順に、マルクス、レーニン、シェークスピア、アリストテレス、聖書、プラトン、フロイト、チョムスキー、ヘーゲル、キケロだった。

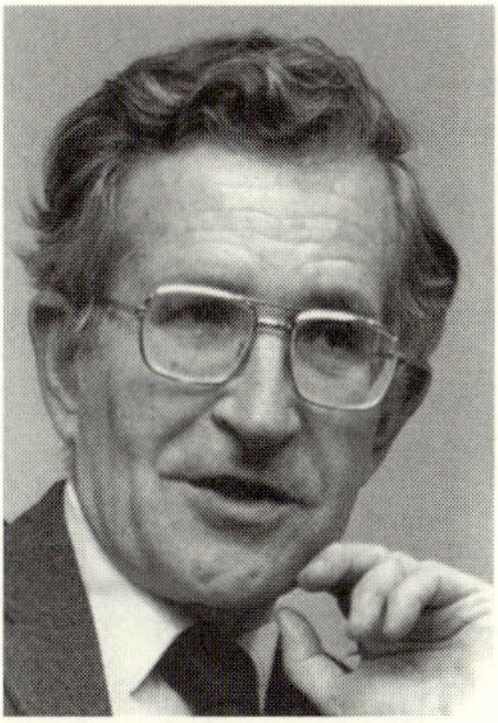

チョムスキー
読売新聞社提供

チョムスキーは、七十歳を超えてもなお、MIT（マサチューセッツ工科大学）の言語・哲学科を中心に活躍を続けている。チョムスキーの理論を信奉する研究者は、「チョムスキアン」と呼ばれるほどである一方で、論敵も多い。それにもかかわらず、チョムスキーの名前は一般の人にはあまり知られていない。私の大学でも、新入生にチョムスキーの名前を知っているかどうか聞いてみたところ、知っている学生は一部しかいなかった。ダーウィン（C. R. Darwin　一八〇九〜八二）やアインシュタイン（A. Einstein　一八七九〜一九五五）級の有名人なのに、である。その理由は、チョムスキーが政府やメディア（マスコミ）の大衆操作に対して、辛口の批判を行っているためだと言われている。その結果、チョムスキーはメディアから敬遠されて、知名度が抑えられることになる。

チョムスキーの膨大な著作は、その約半分が言語学で、残りの半分は政治評論に当てられている。チョムスキーにとっては、政治の方は言語学よりも簡単なのだそうだが、学生時代から政治問題に多くのエネルギーを費やしていることは間違いない。ベトナム戦争の反対運動に象徴されるように、これは彼の平和思想の信念と、明晰な理性を持った知識人としての責任感に基づくものだろう。チョムスキーのオフィスのドアには、ドアの半分ほどもあるバートランド・ラッセル（Bertrand Russell：核兵器反対運動で有名なイギリスの数学者、哲学者　一八七二〜一九七〇）の顔写真が貼ってあるのもうなずける。

チョムスキー革命

チョムスキーは、一九五七年に『統語構造』(6)を著して、言語学にコペルニクス的転回（地動説のような思想的革命）をもたらした。この本は、チョムスキーの博士論文の一部をまとめたもので、二十代の創造力の賜物である。この偉業は、「チョムスキー革命」(7)または「チョムスキー的転回」(8)と呼ばれている。チョムスキー自身は、これを一九五〇年代の「認知革命」と呼んでいて、行動などの研究から、思考や行為として現れる内部のメカニズムの研究へと重要な変化が起こったと述べている。[9] チョムスキー革命によって言語学が変わったのはもちろんのこと、古典的学習理論・行動主義・精神分析からなる心理学にも決定的な変革をもたらした（第2章）。

チョムスキーは、言語学に対する自分の貢献が、「ガリレイ（G. Galilei 一五六四～一六四二）以前」だと述べている。[10] つまり、言語学の問題を正しく定式化し始めてはいるが、まだ解答は出ておらず、どの部分から誤りなのかを後世の人が指摘してくれるだろうと言っている。チョムスキーの学説は、「生成文法（generative grammar）理論」と呼ばれている（第4章）。

言語はサイエンスの対象

本書は、言語がサイエンスの対象であるということを前提にしている。しかし、これはそれほど自明なことではない。言語を扱う言語学科は、日本だけでなく海外の大学でも人文系に属していることが多い。理学部に言語学科があるという話は聞いたことがない。言語は人間が作り出したものだから文学と同じであって、サイエンスの対象だと言えないのではないか、という印象を持つ人は、多いのではないだろうか。しかし、それは間違いである。アメリカのジョージ・ミラー（George A. Miller）の『ことばの科学』[11] は、言語がサイエンスの対象であるというコンセプトを明快に述べている。では、どうして言語がサイエンスの対象だと言えるのだろうか。

近代科学の進歩によって、物質の世界がサイエンスの対象であることに疑いを持つことはなくなった。そもそも物質は自然界の基本的な構成要素として存在している。そこで、いちばん広い自然の世界として物質の世界から始めてみよう。その次は生命の世界である。生命をどう定義するかというのはなかなか難しい問題だが、ここでは、自分を複製できて、遺伝情報を子孫に伝え得るような物質のシステムとしておく。遺伝情報を持っていても、自前では自分を複製できないウイルスは、生命と物質の境界線上に位置している。生命の種にもいろいろあるが、その中には脳を持った動物がある。その脳のはたらきの一部分が心だと考えると、最初は物理学の対象だったものが、生物学や生理学、そして心理学の対象へと変わってくることになる。

ここで、言語が心の一部だということを認めるならば、言語はやはりサイエンスの対象ということになる。言語は脳が創り出した非常にユニークな機能なので、サイエンスの対象としては、最大級の難しさと謎を秘めている。

自然言語と人工言語

　それでは、言語は自然に生まれたものだろうか。それとも人間が作ったものだろうか。「自然言語」とは、『広辞苑（第五版）』によると、「人間が特別な訓練なしに自然に習得し使用する言語」とある。もちろん、日本語や英語は自然言語である。これに対して、「人工言語」とは、「（いくつかの言語の特徴を混ぜ合わせて）人工的に作られた言語」とあり、エスペラント語などがその例である。さらに、情報科学では、「コンピューターのプログラムのために作られた記号体系」を人工言語と呼んでいる。

　人工知能では、自然言語を人工言語とは区別して研究の対象としている。C言語やパスカル（PASCAL）などのプログラミング言語と、われわれが使っている日本語といったい何が違うのだろうか。どちらにも文法規則があって、よく似ているところがある。しかし、その区別がどうしてできるのか、というのが問題である。

言語のあいまいさと普遍性

　例として、アルファベットを考えてみよう。アルファベットは疑いなく人間が発明したものだ。だから人工的であって、あいまいさがある。Aをすべて∀と書くことにしても、いったん決めてしまえば何も困ることはない。だから、文字そのものは、自然言語ではない。

　人間が作るものの形を考えてみると、例えば自動車の車輪の数は、自然法則で四輪と決まっているわけではない。それには、デザインや機能の点であいまいさがある。一輪車から四輪駆動車まである中で、倒れないという安定性に重きをおくなら四輪がよいだろうが、五輪以上で特に困ることはない。

文字だけでなく、言葉にもあいまいさがある。犬のことを「イヌ」と言うか「ドッグ」と呼ぶかはどちらでもよい。もし、言葉が単なる意味とシンボルの対応であって、言語はその対応関係にすぎないと考えるなら、言語の規則自体にあいまいさがあるわけで、文化人類学などの対象にはなっても、自然科学の対象にはならないだろう。

言語に自然法則があるとすれば、それは普遍的でなくてはならない。そのような法則が存在する根拠はあるのだろうか。答えは然り。心が言葉を生み出すとすれば、それは脳で決まっている。つまり、脳によって決まった言葉しか、われわれは話せない。自然言語というのは脳によって決められた「文法」に従っていて、人間が話す言葉の構造は、勝手気ままに変えられるわけではない。逆に、人工的に決めた規則に従う言語は、「特別な訓練なしに自然に習得し使用する」ことができないのである。しかし、未来の科学者が自然言語の文法を完全に解明して、その文法規則に基づいた人工言語を発明したとしたら、両者を区別することができなくなるだろう。

母語と第二言語

幼児が母親などから自然に覚える言語のことを、「母語」、または「第一言語」と言う。これに対し、後から学校などで覚える言語のことを、母語とは区別して、「第二言語」と言う。一般に用いられる母国語・外国語の区別と同じだが、政治的な「国」の区分とは関係ないので、この本では母語・第二言語と言うことにする。

母語も第二言語も、言語そのものは自然言語であるのに、実際にそれを会話で使うときには、ずいぶんと勝手が違うのが普通である。誰でも、第二言語を思いのままに使いこなして海外旅行を楽しめたら、と夢見るのだが、現実は厳しい。何年も努力しているのに第二言語は一向にものにならない、と思っている人が圧倒的に多いので、単なる教養の違いとしては説明がつかないのだ。まれに、十以上の言語を話す神童や語学の天才がいるのは確かだが、母語と第二言語の能力がはっきりと違うことは、動かしがたい経験的事実である。また、日本人は英語が難しいと感じている一方で、アメリカ人は日本語が難しいと感じている。日本人とアメリカ人の言語能力に差がないという前提に立てば、日本語と英語のどちらかが言語学的に複雑だとは言えないことになる。そして、母語よりも第二言語が難しいと感じることが世界中の人に当てはまるならば、世界で使われている言語の間に難しさの違いはない。

そこで、言語を研究するには母語が基本であって、母語でさえあれば、どんな言語を選んでも、言語の基本的な性質については違いはないと考えられる。この言語の普遍性が、言語を研究するときの暗黙の前提になっている。母語のことがよくわからない段階で第二言語だけを研究しても、言語の本質的な点はわからないままだろう。母語のことがわかってきたら、次に第二言語を研究すればよい。そのうえで、どうして母語では当たり前のことが、第二言語では難しいのか、という謎にチャレンジすればよい。実は、この謎は、まだ言語学でも脳科学でも解けていない難問なのだ。もちろん、第二言語が不完全であるがために、その不完全さを理解することで、逆に母語が完全である理由がわかってくる可能性はある。だから、第二言語の研究が重要なことは間違いない。

この本では、単に「人間の言語」と言うときは、母語に限ることにしたい。第二言語の問題については、最後の第13章で考えてみる。

文字の発明

言語のサイエンスの主要な対象は、音声言語と手話である。言語学では、基本的に発話のデータを扱い、書き言葉は二次的なものと見なしている。

今でも文字を持たない民族がいることから、人類は文字を発明したはるか前から言葉を使っていたと考えられる。もちろん、オーディオテープやビデオテープの発明はごく最近のことだから、音声言語や手話の起原の直接的な証拠が残っているわけではない。高い文化や技術力を発展させたインカ族は、書き言葉を持たなかったと言われているが、インカ族のケチュア語は今なお南米で広く使われている。文字は人間の文化の一端なのかもしれないが、文字を使わないからといって、話すという能力に違いがあるわけではないし、その言語の文法が単純などということもない。

　中国の最古の文字、甲骨《こうこつ》文字は、紀元前一四〇〇年頃の殷《いん》の時代の遺跡から発見されており、漢字の原型となった。メソポタミアのシュメール人は、紀元前三〇〇〇年頃に象形文字を発明して、さらに楔形《くさびがた》文字まで発展させていった。それよりも前の紀元前三五〇〇年頃には、数を刻んでいたことがわかっていて[12]、数字の起原は文字よりも古いという説もある。しかし、洞窟の壁画などはそれよりも古いものが見つかっており、絵が文字の代わりとして使われていた可能性を否定できないので、文字の起原を正確に決めるのは難しい。書道のようなカリグラフィー（筆法芸術）は、文字自身が芸術表現の対象になることを示しているからである。また、文字に共通の起原があることを支持する証拠もない[13]。

　文字には、音素や音節（第3章）に対応する表音文字だけでなく、特定の意味に対応する表意文字もあるので、文字の定義は一定ではない。文字は構造を持ったシステムであることは確かだが、これを楽譜の表記システムなどから区別して定義するのは難しい。やはり、文字は人間が発明したものであるから、サイエンスとしての定義を与えることにはあまり意味がないのだ。

文字が二次的なものであっても、脳科学にとって重要な問題であることに変わりはない。言葉は話せるのに、文字を読めなくなる脳の病気が知られている（第7章）。それから、音声言語と文字の対応が違うために、脳の言語処理に違いがあることもわかってきた（第9章）。

言語の特徴

言語の特徴として、うまく本質をとらえた記事が『ネイチャー』誌に出ていたので、紹介しよう[14]。

【1a】自然言語は、あいまいさに満ちている。

文法的な文の構造は、単語の列と意味のどちらとも、一対一の対応がない。例えば、「みにくいアヒルの子」は、「みにくいアヒル」の子なのか、みにくい「アヒルの子」なのかがあいまいであり、どちらの構造をとるかで、意味が全く変わってしまう。もちろん、どちらも文法的には完全に正しく構成的である。こんなに単純な例ですら、意味や単語の並びにあいまいさが出てくるので、文法性は、一義的な意味や単語の並び方を保証しないことがわかる。多くの場合、文脈でどちらの意味かが決まるのだが、これは、コンピューターが自然言語を扱うときに、もっとも苦手とする問題である。

【1b】文の複雑さには上限がない。

「太郎が思った」「太郎が次郎は知っていると思った」「太郎が次郎は三郎が言ったことを知っていると思った」……のように、いくらでも文を複雑にすることができる。理論的には複雑さの限界はなく、無限に文を作っていく（生成する）ことができる。

【1c】文法は変わりやすい。

文法というと、何かきっちり決まっていて動かしがたいもののように思えるかもしれないが、実際は、千変万化する。個人間でも文法の使い方に差が見られるばかりか、方言や世代の違いを考えると、同じ日本語とは思えないほど変化がある。「言葉は生きている」と言われるが、単に言葉が変化するだけでなく、文法そのものも変化するのが特徴的である。
まとめると、文法は生成的であり構成的でもある一方で、柔軟性に富んでいる。第4章で説明するような言語の多様性は、文法の柔軟性に由来する。

言語の定義

このように、人間の言語を特徴づけるものは、一言で言えば、「文法」である。文法の規則に基づいて単語の組合せを変えることで、ほとんど無限に近い数の文を創り出せることが、言語の本質である。言語が持つ文法そのものを明らかにするのが言語学の仕事だとすれば、なぜ脳が文法を決めることができるのか、という理由を明らかにするのが脳科学の役割である。脳が言語を創ること、それが言語の問題の核心である。そこで、言語を次のように定義してみよう。

「言語とは、心の一部として人間に備わった生得的な能力であって、文法規則の一定の順序に従って言語要素（音声・手話・文字など）を並べることで意味を表現し伝達できるシステムである」

従って、言語の研究は、人間の心の探究に他ならない。さまざまな言語にふれるときに、その違いや共通性について考えてみるならば、きっと心の世界を広くかつ深く理解できるようになるだろう。

●引用文献

（1）N・チョムスキー（井上和子他訳）『言語論―人間科学的省察』大修館書店（1979）
（2）酒井邦嘉『心にいどむ認知脳科学―記憶と意識の統一論』岩波書店（1997）
（3）N・チョムスキー（井上和子他訳）『ことばと認識―文法からみた人間知性』大修館書店（1984）
（4）N・チョムスキー（川本茂雄訳）『言語と精神』河出書房新社（1976）
（5）S・ピンカー（椋田直子訳）『言語を生みだす本能（上・下）』日本放送出版協会（1995）
（6）N. Chomsky, *Syntactic Structures*, Mouton（1957）
（7）N・スミス、D・ウィルスン（山田義昭、土屋元子訳）『現代言語学―チョムスキー革命からの展開』新曜社（1996）
（8）A. Kasher Ed., *The Chomskyan Turn*, Blackwell（1991）
（9）N. Chomsky, *New Horizons in the Study of Language and Mind*, Cambridge University Press（2000）
（10）N. Chomsky, *Language and Politics, Expanded Second Edition*, AK Press（2004）
（11）G・A・ミラー（無藤隆他訳）『ことばの科学―単語の形成と機能』東京化学同人（1997）
（12）J. DeFrancis, *Visible Speech: The Diverse Oneness of Writing Systems*, University of Hawaii Press（1989）

(13) D. Crystal, *The Cambridge Encyclopedia of Language*, 2nd Edition, Cambridge University Press (1997)

(14) G. K. Pullum and B. C. Scholz, "More than words", *Nature*, 413, p.367 (2001)

How the Brain Creates Language

第2章

獲得と学習

人間はチンパンジーとどこが違うか

ファインマン（R. P. Feynman：アメリカの物理学者　1918～88）が皮肉なことを言ってたよ。夜、街燈の下で何か探している人がある。何を探しているかときくと、鍵を落としましたという。どこで落としたのかときくと、どうも向こうの暗いところで落としたらしいが、あそこは暗くてわからないからここを探していると答えた。（『素粒子論の本質』より）
——朝永振一郎（1963年）

言語機能は解明できるのか

日本の脳科学を代表する伊藤正男氏と、脳の問題に深い関心を持つノンフィクション作家、立花隆氏の対談（二〇〇〇年）の中に、言語に関する次のようなやりとりがある。[1]

伊藤　チョムスキーは「ヒトは多様な言語を持っているが、その元には共通の普遍文法がある。そしてヒトだけが言語を持つのは、動物にはない普遍文法があるからだ」と言います。しかし、それだと動物の脳の研究からは接近のしようがない。私たちはそうではなくて、動物から積み上げがあると考えている。チンパンジーには小さくても言語野の「芽」があって、ヒトで大きくなったというように連続して読もうとしているのです。しかし、チンパンジーに言葉を教えようとしてみんな失敗しました。

立花　それは、音声をつくる喉仏《のどぼとけ》や口蓋《こうがい》の構造が、ヒトと違うからですよね。チンパンジーは音声言語は使えないけれども、手話や文字盤指示といった形で言語を使っていることを実証する研究は進んでいます。今、人間の世界でも手話の分析が活発に行われています。いわゆるこれが手話です、という感じの手の形があるでしょ。ところが実際に使われている現場の手話というのは、手の形だけではなくて、もっといろいろなものを使う。表情や目線、手を動かす勢いや方向などです。手の形を単に言葉に置き換えただけだと情報量がすごく少ないようだが、実際に使われている現場でのほんとうの情報量というのはもっと多い。手話は、非常に複雑な言語であるという分析結果が出てきています。つまり、手話は別の言語体系であるということがわかってきたわけです。そうすると、動物は人間が使うような形の言語は使っていないけれども、いろいろな形でのコミュニケーションをちゃんとやっているわけですよ。

伊藤　けれどもチョムスキーは、ヒトの言語機能で、普遍文法が突然に出てきたと考えている。それでは手がつけられないでしょ。

立花　ヒトの普遍文法の先祖のような形で、動物に共通の汎シンボル操作コミュニケーション能力みたいなものができていたからこそ、チンパンジーも手話なんかを覚えられるんじゃないかしら。

伊藤　普遍文法の生成まで踏み込みたい。これは究極的な願いの一つなんですよ。

手話は別の言語体系ではない

以上の対話は、言語の脳科学について多くの人の考えていることがまとまっていて、示唆に富んでいる。同時に、よくある誤解も含まれている。まず、手話は「別の言語体系」ではない。手話の研究が示したのは、手話も自然言語であって、日本語や英語と「同じ」人間の言語体系だということである。違いがあるとすれば、音声の代わりに視覚的な手がかりを使っているという点だけである。この点については、第11章でくわしく説明する。

動物も別の形でコミュニケーションをしているのは確かである。フリッシュ（K. von Frisch 一八八六～一九八二）が見つけたように、ミツバチは8の字ダンスを使って、蜜のある花の方向と距離を伝える。このコミュニケーションを「言語」の一部として認めるならば、自然言語とは全く異なる別の体系を含めてしまうことを忘れてはならない。これは、単なる言語の定義の問題ではない。本質的に性質の異なるものを同じ「言語」だと認めた時点で、言語の科学的探究が終わってしまうのが問題なのだ。サイエンスの基本は「分ける」ことにあり、対象を分けることを止めた時点で、サイエンスの進歩も止まるからである。

それから、「ヒトの普遍文法の先祖のような形」が、動物のコミュニケーションの中に発見されたことは、これまで一度もない。「動物に共通の汎シンボル操作コミュニケーション能力」がもし本当にあるとすれば、それは「学習」のメカニズムであろう。一般的な学習の能力から言語獲得を説明できないことは、本章の後半でくわしく説明する。

類人猿の「言語」？

「言語」や「手話」という用語は、動物のコミュニケーション能力を指して使われるときに、必ずその定義が自然言語よりも広いものになっていることに注意する必要がある。立花氏は、「チンパンジーも手話なんかを覚えられるんじゃないかしら」と言っているが、人間がチンパンジーやゴリラに教えたのは、意味を持つ「ジェスチャー」であって、自然言語としての手話ではない。その理由は、次の二点である。

第一に、類人猿は、人工的なシンボルとその意味を連想して覚える能力を持っている。ニホンザルも、たくさんの人工的なシンボル（図形）を連想して長期的に覚えられることは、私の関わった以前の実験が証明している。[2] このような連想能力は、一般的な学習のメカニズムに基づくものであって、言語を使うことに必要ではあるが十分ではない。だから、ジェスチャーやシンボルと意味との連想関係を覚えたからといって、言語を使っているというのは間違いである。

第二に、類人猿がシンボルを使って解釈している意味が、人間の言葉の意味と同じであるという保証は全くない。犬も人間の言葉を使って訓練できるわけだが、動物は人間の言葉に反応しているのであって、「理解している」とは限らない。

少なくともこの二点だけからでも、類人猿に言語能力があるとする主張は、確かな科学的事実として受け入れることはできない。もっとも人間に近い類人猿であり、絵文字を使って人間と「会話」ができるというボノボ（ピグミー・チンパンジー）の研究[3]にしても、これを言語能力と見なすのは誤りである。ボノボが人間の指示に従って行動するビデオが多数紹介されてきたが、人間の音声からキーワードを聞き取って行動する能力は、犬にもある。犬を飼ったことのある人なら、犬が自分の名前を聞き取り、指示に従って遊び道具を持ってくることを知っているはずだ。

あらかじめ相手の次の動作や要求を察知する能力は、類人猿だけに特有ではない。むしろ、この能力がない動物は、満足に狩もできないだろう。ボノボが人間の言葉を「言語学的に」理解しているかを確かめるためには、受身文（受動文）や使役文などの理解度を徹底的にテストすべきだが、都合の悪いデータは記録にほとんど現れてこない[4]。また、一般に動物行動の記録では、行動の起こる頻度が重要である。膨大な数の記録から、たまたまうまくいった例だけをビデオに編集して見せれば、たいていの人は、いつもこんなことができるのか、と思い込んでしまうからである。

類人猿にはヒトに近い認知能力があるのだから、学習意欲の旺盛な個体が適切な「教育」を受ければ、ある程度までコミュニケーションができるようになったとしても不思議はない。シンボルを使っているように見える類人猿の能力は、すべて連合学習によって説明できるのである。

これまでの研究で忘れられているのは、むしろ類人猿本来のコミュニケーションを明らかにする研究であろう。[5] 動物同士がどのようなコミュニケーションを行うかがわからなければ、人間の言語と比較すること自体、無意味なのだから。そして、このようなコミュニケーション行動の研究から、動物がどのような思考の一部分を伝えているかがわかるようになり、動物の意識の性質が明らかになるだろう。[6] そのとき、動物のコミュニケーションが、どのような意味で人間の言語と違うのかがはっきりするに違いない。

類人猿の「言葉」には規則がない

アメリカ手話を類人猿に教えようとした試みとしては、約二年間で三十のサインを覚えた「ワシュー」というチンパンジー[7]や、「ココ」というゴリラの例[8]が有名である。しかし、いずれもサイン（手話単語）を覚えただけであって、文を作って会話をしたという例は、これまで一つもない。それから、類人猿が示す自然な動作までも、研究者が手話単語として「解釈」してしまう誤りも見受けられる。

チンパンジーのサインを記録して、文を作る能力をくわしく調べたテラス（H. S. Terrace）の研究も、否定的な結果に終わった。[9] 一回の発話の長さは、いつまでたっても平均で一・一語から一・六語の間であり、発話の長さが数ヵ月の間に爆発的に増加する幼児とは、比べよ

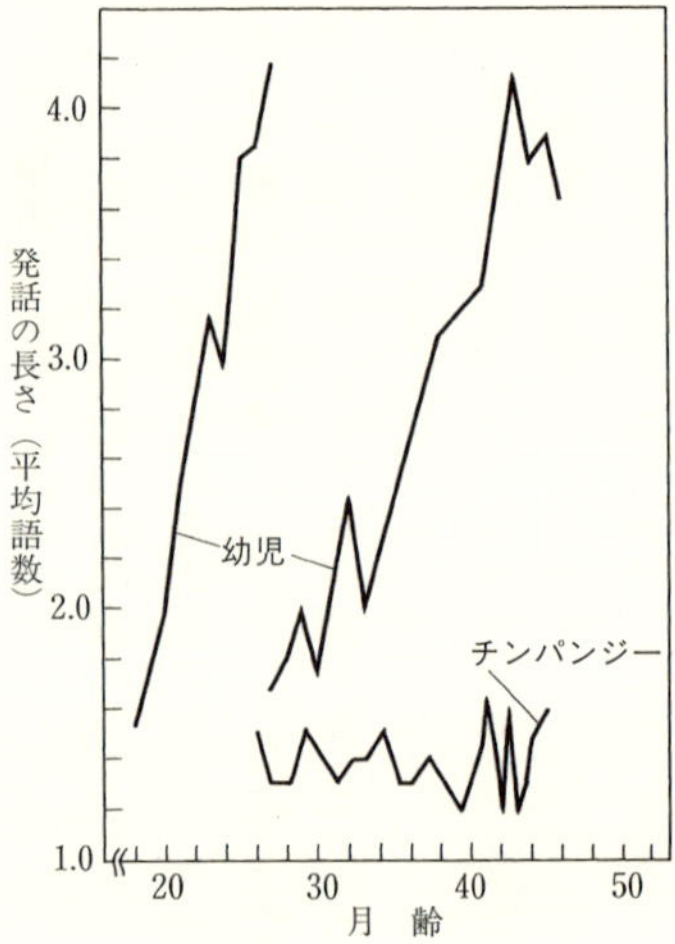

図2－1　発話についての幼児とチンパンジーの比較
文献（9）を改変

うもない（図2－1）。テラスの実際の記録によると、もっとも長い発話の例でも、

【1】ちょうだい、オレンジ、わたし、ちょうだい、たべる、オレンジ、わたし、たべる、オレンジ、ちょうだい、わたし、たべる、オレンジ、ちょうだい、わたし、あなた

というように、不規則なくり返しにすぎず、チンパンジーのサインは、文とは言えないものだった。これは、第二言語を習いたての人が、単語の羅列だけで懸命に意思を伝えようとしているのと同じように見える。ちなみに、このチンパンジーは、言語学者のノーム・チョムスキーの名にあやかって、「ニム・チンプスキー」（チンプスとはチンパンジーのこと）と名づけられて有名になったが、チンパンジー初の文法学者にはなれなかった。

類人猿の「言葉」には、語彙の組み合わせについての規則がない。類人猿は単語と意味を連想して記憶ができるので、彼らには一般的な学習の能力があると考えられる。しかし、語彙を規則的に組み合わせられないのは、文法を獲得できないからである。この二つの違いが本質的である。文法を獲得できなければ、自然言語を獲得したとは言えないからである。類人猿も二歳児程度の知能を持っていると言われているので、実験者との「会話」を通して言語を獲得できるはずだが、実際はそうではない。

人間は特別か

それでは、言語を持つ人間は、特別な存在なのだろうか？　道具を使うチンパンジーはいても、楽器を演奏したりチェスを指したりする類人猿はいないわけだから、言語に限らずとも人間と動物の知的能力の間には、はっきりした境界がある。しかし、大多数の生物学者は、人間と動物の違いがほとんどないと考えており、言語を持つかどうかを人間と動物の明らかな境界だとは見なしていない。それは、人間と動物の言語能力や知的能力の差を説明できるような脳のメカニズムが未だわかっておらず、脳の大きさや行動以外で生物学的な違いが証明されたことがないからであろう。

実際、ヒトとチンパンジーのDNAは、ゲノム（遺伝情報）全体の平均で約一・二％しか違わない[10]。人間の個人差は、もちろんこれよりも小さく、約〇・〇七％の違いだと言われている。人間と動物の境界について、違いはないとするか、科学的な探査をあきらめるかの二者択一を主張する考えすらある。[11]

私は、人間と動物の違いを科学的に探求することが十分可能であると考える。ゲノムの違いの一・二％はあくまで平均値であり、遺伝子のレベルでは人間とチンパンジーで大きく機能が異なるという可能性を無視してはならない。さらに重要な問題は、全く同じ遺伝子でも、別の遺伝子と相互作用することで、そのはたらきがヒトとチンパンジーで大きく異なるという可能性である。言語のメカニズムまで踏み込んで、そのユニークさの起原が遺伝子レベルで説明できれば、人間が特別かどうかの論争に決着がつくだろう。この問題は、言語の脳科学が直面している最大の壁でもある。

言語の進化？

それから、お化けや霊魂の存在の議論と同じで、科学的に「ない」ということを証明することは不可能である。「ヒトの普遍文法の先祖のような形がない」ことや、「チンパンジーはヒトの言語を使えない」ということは証明できないので、このような議論をすると、堂々巡りになってしまう。そして、類人猿の能力を重視する人は、「進化の連続性」を重視する。進化は連続的だから、人間にある能力は類人猿にもあるはずだ、というわけである。

この議論については、二つの方向から誤りであることを指摘できる。まず、進化の原動力となる「突然変異」は、小さなものが続いて起これば連続的な変化と見なせるだろうが、大きな変異が断続的に起これば、不連続な変化になるのは当然である。そこで、時間スケールを大きくとれば、不連続な変化は相対的に目立たなくなるので、連続に見えるだけなのだ。進化には断続的な変化を伴うとする、アメリカのグールド（S. J. Gould）とエルドレッジ（N. Eldredge）らの「断続平衡説」も、有力な可能性の一つである。言語の能力は、もっとも大きな突然変異の結果として生じたものかもしれないのである。

次に、人類の進化が連続的と見なせたとしても、類人猿と人間との間には、化石人類という進化系列をつなげる種（ミッシング・リンクと言う）が存在する。人類学の研究によれば、化石人類の段階で言語能力が身についた可能性が高いので、類人猿の言語能力は事実上ないと見なせるであろう。ヒトがチンパンジーから分かれたのは、アルブミンというタンパク質の類似性から推定すると五百万年前であり、ＤＮＡの類似性から推定すると七百万年前で、少し開きがあるが、化石人類よりも何百万年か昔であることは確実だ。

特に注目すべき最近の発見によると、舌下《ぜっか》神経管の太さ（断面積）を頭骨の底部から測定したところ、[12]現代人は類人猿や猿人よりも約二倍太く、約三十万年以上前の化石人類は現代人並みだった。舌下神経は舌の筋肉を支配する運動神経であり、舌の運動神経が急に発達したことで、「話す」ことに役立ったと考えられている。ネアンデルタール人は、数十万年前から三万年前にかけて生存したと言われているので、その頃の変化である。しかし、脳が十分進化していたなら、舌下神経や喉頭《こうとう》が発達しなくとも手話で話ができたであろう。

大切なことは、類人猿が言語を使えるかどうかではなく、類人猿がそのような言語を「自然に」使っているかどうかであろう。無理に人間が言語を教えて、仮に類人猿がそれを覚えたとしても、人間と同じような形で言語を習得した可能性は極めて低い。それなのに、「学習できた」ということだけが注目されて、「共通のシンボル操作能力」とか「言語の起原」のように宣伝されてしまう。

このことについて、チョムスキーは次のように反論している。「チンパンジーはもともと言語を使う能力があるが、人間ほどうまく話せないだけであるという説は、人間はもともと空を飛ぶ能力があるが、鳥ほどうまく飛べないだけであるというのと同じである」。さらに、チョムスキーは次のように述べている。

「どこかの島に、飛べない鳥の種があったとして、どうやって飛ぶかを教えてくれる人間を待っていることがあるだろうか。類人猿が言語の能力を持っていることを証明しようとするのは、それと同じことである」

「言語野」の起原？

そもそも、言語が何かの必要性から生まれたと考えるのは誤りである。この点は、進化の議論によくある落とし穴だ。鳥の翼は飛ぶために必要なものだが、飛ぶ必要性から翼が進化したわけではない。進化の遺伝的メカニズムには、今西錦司（一九〇二〜九二）が唱えた進化論のような、「なるべくしてなる」という合目的性は存在しない。[13] 鳥は、翼が進化したから飛べるようになったのである。同様にして、人間は脳が進化したから言語を使えるようになったのである。

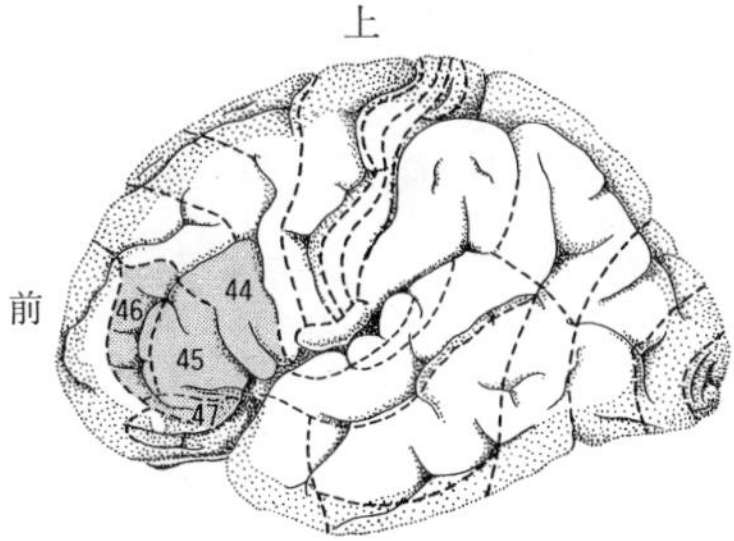

図２－２　人間にしかない脳の領野（44〜47野）　文献（28）を改変

ヒトの大脳で主として言語に関係している場所を、「言語野（language area）」と言う（第６章）。二十世紀の初めに、ドイツのブロードマン（K. Brodmann　一八六八〜一九一八）は、人間を含むいろいろな動物の脳を顕微鏡で観察して、大脳皮質にある細胞の分布を比較した。その結果、人間に特異的な脳の場所として、前頭葉の下部の一部に、44・45・46・47野を定めている（図２－２）。「〜野」とは、区分けされた大脳皮質の一部分のことを表す接尾辞で、単独では領野《りょうや》と言う。

領野を区別するために、ブロードマンが番号をつけたわけだが、44〜47は、人間だけに使った番号であった。ブロードマンによる解剖学的な方法を類人猿の脳に応用した結果でも、44〜47野は記載されていない。言語野の一つである前頭葉のブローカ野は、ブロードマン44野と45野にあたる（第6章）。

その後、サルの脳に、人間の言語野に対応する「芽」のような場所があるという説がくり返し現れた。ウォルカー（A. E. Walker）やゴールドマン＝ラキーチ（P. S. Goldman-Rakic）などは、サルの前頭葉に、45野と46野があるとしているが[14]、パンジャ（D. N. Pandya）のように46野だけを認める立場もある[15]。さらに、口と顔や手の動きを支配するサルの運動前野腹側部《ふくそく》が、人間の44野と対応するという説もあり、発話や手話による言語が生まれた起原であることが主張されている[16]。

しかし、もしも44野が、運動のはたらきに加えて言語を扱えるように進化したのならば、もはやそれは機能的な「相同部位」ではないことになり、明らかな矛盾が生ずる。しかも、このような表面的な対応関係では、サルには見られない左脳《ひだりのう》の機能的優位性（第7章）が、なぜ人間の言語野で生じたのかを説明できない。言語野の解剖学的あるいは機能的な決め方を、人間以外の種に広げることには、今のところ客観的な根拠は何もないのである。

それにもかかわらず、「サルも人並み」という論文の方が面白いので、マスメディアで大きく取り上げられ続けている。言語野の一つである側頭葉のウェルニッケ野に近い脳の一部を十八頭のチンパンジーで調べたところ、一頭を除いて左側の面積の方が広かったという結果や、[17] 類人猿の「44野」をＭＲＩ（磁気共鳴映像法）で調べたら、左側の方が右よりも統計的に広かったという結果が報告されている。[18] 日本でも、前者は「言語中枢、ヒトと共通の可能性」と報道され（一九九八年一月九日）、「チンパンジーも左脳で話しているのではないか」、と紹介された。

しかし、左脳が発達することは、言語能力との間に直接のつながりはないし、まして言語を生み出す原因になっているという証拠はない。人間でも、右脳《みぎのう》の方が発達している場合や、左右の脳の大きさにほとんど違いのないことがあるが、そのような人が言語を使えないなどということはないので、「左脳発達＝言語能力あり」という考えが、いかに非科学的な話であるかがわかるだろう。

サルや類人猿で言語の起原を探す試みは、他の場所に落とした鍵を街燈の下で探すようなものである。

ミラー・ニューロンの功罪

最近になって、「ミラー・ニューロン」が言語の起原であるという誤解が広まっている。話を面白くする宣伝と、「サルも人並み」というニュース性に踊らされて、議論の科学的厳密性が後退した例でもあった。ミラー・ニューロンとは、サルが物をつかむときだけでなく、他人が同じような動作をするのを見ているときにも活動するニューロンである。他人の動作を見ると、自分も頭の中で同じ動作をしているかのように反映してしまうニューロンなので、ミラー・ニューロンと呼ばれている。イタリアのリッツォラッティ（G. Rizzolatti）らがサルの運動前野の腹側部に見つけた。これ自体は面白い発見だったのだが、言語との関連性にまで一気に踏み込んでしまったのは[19]、勇み足だった。

リッツォラッティがミラー・ニューロンと言語との関連性を主張する根拠は、次の四点にまとめられる。第一に、人間の脳機能イメージングによる実験で、指の動作を実際に行うときだけでなく、同じような動作を見たり想像したりするときにも、左前頭葉の44野に活動が見られた[20]。しかし、この実験結果は言語とは全く関係ない。第二に、44野がサルの運動前野腹側部の相同部位だと言う。この根拠が不十分であることは、すでに前項で説明した。第三に、相手の言うことをまねすることは、言語獲得に重要であると言う。これは、もっとも乱暴な議論で、言語が猿まねから進化したと言わんばかりである。この主張は、言語の理解の方が表出よりも先に起こるという原則（第13章）やクレオール化の現象（第12章）を無視している。第四に、言語の知覚は、単語と運動の直接マッチングであると言う。これもまた、刺激と反応の連合だけで言語がすべて説明できるという誤解に基づいている。この点については、次項でもう少しくわしく説明しよう。

結論として、ミラー・ニューロンの発見は、言語の起原に関係ないことがわかるだろう。

行動主義の終わり

言語の本質をめぐっては、認知科学を二分するような激しい論争がある。一方の立場は、生得的（innate）な言語の能力に基づいて母語が「獲得（acquisition）」される、という「生得説（獲得説）」である。生得的とは、必ずしも遺伝に限らないが、胎児の発達時に獲得されて、生まれたときにすでに備わっている、先天的な能力を指す。言語は、生後の条件づけや学習だけで身につく能力ではないと考える。他方の立場は、一般的な「学習（learning）」のメカニズムに基づいて言語も説明できる、とする「学習説」である。獲得と学習は、どちらも技能や知識を身につけるという意味だが、言語の生得性と特殊性を重視するときに、学習の後天性と一般性から区別するため、「獲得」という用語の方を使うことが多い。

チョムスキーは、アメリカの心理学者であるスキナー（B. F. Skinner　一九〇四～九〇）の著書『言語行動』（一九五七年）について評論文を書いたが[21]、これは単なる書評ではなく、スキナーらによる「行動主義（behaviorism）」の限界を明らかにして、行動主義心理学に致命的な打撃を与えた論文として、歴史的な意義を持っている。また、チョムスキーの名は、この評論によって広く知られるようになった。チョムスキーは生得説のリーダーであり、スキナーは学習説の代表者であった。

行動主義とは、客観的に観察できる行動のみを心理学の研究対象にしなくてはならない、という一九二〇年代におけるアメリカのワトソン（J. B. Watson 一八七八〜一九五八）の考えに基づいている。刺激と、外から観察できる反応（行動）との連合関係に注目して、「意識」や「記憶」といった内的なプロセスの存在やその概念はできる限り排除された。行動主義は、心理主義や精神主義（メンタリズム）に対抗するアンチテーゼであった。特に、人間の行動には心的な原因が存在しないことを前提にした。スキナーは、言語も行動主義のモデルを拡張することで説明できると考えて、「言語行動」と呼んだのである。これは、心を非物質的であると決めつけ、その存在を否定することで、心理学を「科学的」にしようという試みではあったが、内部のメカニズムを極力排除することで非科学的になってしまったのは皮肉な結果である。

行動主義の中心的なメカニズムは、「オペラント（道具的）条件づけ」と呼ばれるもので、刺激と反応（レバー押しなどのように道具を使う行動）の連合を報酬によって強化する能動的な学習である。スキナーは、言語行動もオペラント条件づけの一例だとしたわけである。これに対しチョムスキーは、このような行動主義のメカニズムでは、言語の現象を説明するのに不十分であることを指摘した。

チョムスキーの評論によって、古典的な行動主義は終わりを告げたが、行動主義に基づく研究はなくなってしまったわけではない。かつての行動主義が形を変え、心理学の中で「新行動主義」として復活しており、学習能力の一般性が主張され続けてきた。生得説と学習説の論争は、言語学ばかりでなくさまざまな認知科学の分野を巻き込んで、最近さらに盛んになっている。こうした行動主義の研究の特徴は、ハトやネズミのように、内的プロセスを仮定せずに扱える動物に実験対象を限っていることだ。チンパンジーや人間を対象にすると、意識や記憶の問題を避けて通れないので、あえて対象を限定して、批判を受けないようにガードを固めている。

プラトンの問題

行動主義で説明できない言語の問題の一つに、「プラトンの問題」がある。言語の発達過程にある幼児が耳にする言葉は、多くの言い間違いや不完全な文を含んでおり、限りある言語データしか与えられない。それにもかかわらず、どうしてほとんど無限に近い文を発話したり解釈したりできるようになるのだろうか。これが、ギリシャ時代の哲学者、プラトン(Platōn)の考えた問題であり、幼児に与えられる言語の刺激が貧困であるという事実を指して、「刺激の貧困(poverty of stimulus)」とも呼ばれている。この問題は、今なお古くて新しい問題である。[22]

実際にわれわれが母語を話すときには、はっきりとその根拠を言い表すことのできないような文法の知識を、数多く使いこなしている。その具体例を挙げよう。

【2a】太郎は学校へ行った。
【2b】太郎が学校へ行った。

幼児は、このような例から、「は」と「が」は置き換えが可能だと考えるかもしれない。しかし、この考えが間違いであることは、次の例から明らかになる。

【3a】*誰は学校へ行ったの。
【3b】誰が学校へ行ったの。

文法的でない文には、＊を付けるのが言語学の慣例である。幼児は、それまで耳にしたことのある言語データから、【3a】が間違った文であることがどうしてわかるのだろうか。そのことを親か誰かが教えてくれただろうか。「誰は」という例が与えられないことも理由にはならない。はじめて聞く名前に対しても「は」と「が」の両方が使えるからである。

このような問題に対して、行動主義の立場からは説明できない。言語の刺激（入力）と発話の行動（出力）のみに基づいた学習しか起こらないとすれば、【2a】と【2b】のような例から「は」と「が」の区別をしなくなると予想されるし、【3a】のような間違いの例を与えられることはほとんどないので、それが間違いだと学習することはできない。

それから、次の例のように、「は」と「が」で意味が違ってしまう場合もある。

【4a】今日は（天気が良いので）、コートはいい（＝不必要）。
【4b】今日は（天気が悪いので）、コートがいい（＝必要）。

プラトンの問題が示していることは、幼児が白紙の状態（タブラ・ラサ）から言葉を話せるようになるのではない、という事実である。

言語獲得の三つの謎

プラトンの問題に現れているような、言語獲得をめぐる謎について整理してみると、次の三つになる。

第一は、「決定不能の謎」である。これは、与えられる言語データだけから、幼児が言語知識のすべてを決定するのは不可能だという問題である。しかも、六歳頃までの幼児は、推理・類推・論理などの分析能力がまだ発達途上であり、部分的な言語データから帰納的に文法すべてを推論することなど、とうてい不可能だと考えられる。そもそも決定できないはずのものがなぜ決まってしまうのか。

第二は、「不完全性の謎」である。刺激の貧困から明らかなように、幼児に与えられる言語データは不完全である。しかも、どのデータが完全で、どのデータが不完全か、という手がかりすらもない。不完全なデータから、なぜ完全な文法能力が生まれるのか。

第三は、「否定証拠の謎」である。文法的に誤った文のデータを否定証拠（負例）と言う。第8章で説明するように、否定証拠も十分に与えなければ、文法を決定することは不可能であることが理論的に証明されている。親は、子どもの言い間違いをすべて直すとは限らないし、あえて間違った例文を与えてくれるということもない。「今、お母さんがうっかり言ってしまったのは間違った文なので、使わないようによく覚えておきなさい」などと言われたら、子どもは戸惑ってしまうだろう。それにもかかわらず、なぜ文法的に間違った文が間違っているとわかるようになるのだろうか。

コロンブスの卵

実は、この三つの謎を一気に解決してしまう解答が一つだけある。それは、いたって簡単。幼児の脳にはじめから文法の知識があると考えればよいのだ。はじめから言語知識の大筋が決定されていれば、言語データが不完全であろうと、否定証拠がなかろうと、一向に構わない。

この答えは開き直りではないか？　いや、むしろコロンブスの卵と言えるだろう。チョムスキーは、発生の仕組みで体ができあがるのと同じように、脳に「言語器官（language organ）」があって、言語も成長に従って決定されると考えた。言い換えると、言語は、本人の努力による「学習」の結果生ずるのではなく、言語の元になる能力、すなわち言語知識の原型がすでに脳に存在していて、その変化によって言語の獲得が生じると考えればよい。

言語獲得のことを言語発達や言語習得と言う場合もあるが、行動主義の学習に対する考えを反映した、「言語行動」や「言語学習」という用語は適切でない。「学習」という誤解を招きやすい用語は、使うのをやめた方がよいと言う研究者もいる。

乳児は確率に敏感である

言語が「獲得か学習か」、という議論は今なお続いている。最近の実験例を紹介しよう。アメリカのサフラン（J. R. Saffran）らは、生後八ヵ月の乳児に、「bidakupadotigolabubidakutupiro…」というような、全く意味のない人工的な音声の列を、二分間聞かせてみた。(23) この例では、「bidaku」のように三音節ごとに「単語」を作っていて、単語内では、例えばbiの次に必ずdaがくるが、単語間では、例えばkuの次にpaがくる確率が三分の一になるようになっている。次に短いテスト刺激をいくつか聞かせて、それらを区別できるかどうかを調べた。このとき、単語として提示した「tupiro」や「golabu」と、音節の全く新しい組合せからなる「dapiku」や「tilado」とを、区別できることがわかった。

この実験は、「慣れの解除」と呼ばれる一般的な現象を利用したもので、同じような刺激に慣れている状態が、ある刺激Aによって解除されれば、乳児がその刺激Aを区別していることがわかる。実験の結果、乳児は、新しい単語に長く注意を払って、慣れている単語と区別したのである。この知見は、途切れのない発話から個々の単語の境界を決めるメカニズムとして、音節の配列の統計が手がかりとなることを示している。

アメリカのベイツ（E. Bates）とエルマン（J. Elman）は、この論文[24]に対するコメントの中で、乳児が「学習」によって言語を習得する可能性を強調しすぎたために、生得説の支持者から猛反撃を受けることになった[25]。学習説では、言語獲得のすべてが一般的な学習のメカニズムで説明できると主張する。

そもそも、サフランらの実験は、音声から単語を覚えることを示しただけなのに、文法も同じようなやり方で学習できると論じたところが、根本的な誤りだった。本章のはじめに説明したように、単語と文法は全く違う。この出発点からして、多くの認知科学者に正しく認識されていないのは、驚きである。確率に基づく学習は、第8章で説明するようにコンピュータ一の一般的な実験で用いられているので、計算論に偏った認知科学では、学習説の立場をとる研究者が多い。しかし、生得説の立場でも、言葉にふれる経験が発達を促すと考えているので、その経験が確率的なものであっても一向に構わない。

獲得と学習の総合的比較

ここで、獲得と学習の相違点を、脳科学の視点を加えてまとめてみよう。**表2-1**は、獲得と学習に関連するさまざまな項目を、二分法として対照させたものである。項目の中には、明確な対立概念もあれば、程度の差を表すだけのものもある。

獲　得	学　習
生得的	後天的
遺伝	環境
言語能力	認知能力
特殊性	一般性
母語	第二言語
音声・手話	文字
文法	意味
文	単語
規則	連想
必然	偶然
創造	模倣
普遍性	多様性
演繹	帰納
成長	教育
無意識	意識
潜在的	顕在的
手続き的記憶	宣言的記憶

表２－１　獲得と学習の相違点

まず、獲得と学習の区分は、生得的（先天的）要素と後天的要素の対比によって特徴づけられ、それぞれ遺伝と環境の要因のどちらにより大きく影響されるかを反映している。すでに述べたように、言語能力の特殊性を認知能力の一般性と区別して考える。もちろん、言語能力の獲得には後天的要素も必要であるし（第13章）、認知能力の一部には大脳一次視覚野の感受性期のような獲得過程も存在するが、言語能力の本質は、言語知識の生得性にある。

これは、音声や手話による母語の獲得が、文字や第二言語の学習と比べていかに短期間で容易に行われるかを見れば、明らかだろう。幼児は、類推などの一般的な認知能力が未熟であり、学校で教わるような明示的な文法の知識を学習するわけでもないのに、四歳頃には母語を巧みに操れるようになる。ただし、ここで言う遺伝的要因とは、「幼児が遺伝的に決定された人間の言葉を理解し話す」という意味であり、「日本人の遺伝子を持っているから日本語を話す」のではない。何語を話すかは環境で決まるが、言語能力として考えれば副次的な要素にすぎない。日本人の両親から生まれて日本で育ったとしても、幼児期の育ての親が英語を話していたら、日本語ではなく英語が完璧に話せるようになるだろう。

チョムスキーは、自然言語には文を作るための必然的な文法規則があり、これが普遍的かつ生得的な原理であることを提唱した（第4章）。一方、意味や概念の学習は後天的であり、単語と意味のつながりは連想に基づくものであって、その連想関係は主として偶然的である。

また、言語能力は、文法規則に従って単語の組合せを変えながら常に新しい文を作り出せるという意味で、創造的である。これに対し、単語と意味のつながりに関しては、一つ一つの組合せを模倣するしかない。自由に単語を（例えば、犬を「ぬい」などのように）作ってしまったら、もはや同じ言葉を話す人との普遍的なコミュニケーションが成立しなくなってしまう。従って、獲得は普遍性から多様性を生み出す演繹的な過程であり、学習は多様性から普遍性を生み出す帰納的な過程である。

言語獲得は一定の成長の過程をとる（第12章）のに対して、学習の過程は教育のやり方で大きく変わるし、個人差も大きい。文字や第二言語の勉強に学校教育が貢献しているのも、学習の必要性を反映したものである。母語における文法の獲得や使用は、無意識的に行われるのに対し、第二言語を習得するときに意識的な反復学習が必要なのは、多くの人が経験済みであろう。

獲得と学習を脳の記憶システムから考えてみると、文法の獲得は潜在記憶・手続き的記憶に対応し、意味の学習は顕在記憶・宣言的記憶に対応する（第6章）。霊長類には両方の記憶システムが備わっているが、文法の獲得ができるのは人間に限られる。その理由は本章で述べたように、人間の言語能力と類人猿の認知能力に本質的な違いがあるからである。

ピアジェの誤り

パリ近郊のロワイヨーモンで行われた、歴史的なシンポジウムがある（一九七五年）。スイスの発達心理学者、ピアジェ（J. Piaget 一八九六〜一九八〇）がチョムスキーに論争を挑む形で、さまざまな分野の研究者を交えて討論が行われた[26]。ピアジェは、認識の枠組みである「シェマ（schēma）」を新たな対象に一般化（同化）させる過程と、シェマ自体を調節する過程の両方が発達に重要であると考え、児童心理学だけでなく教育学にも大きな影響を与えた。ピアジェは、言語発達についても、遺伝と環境の両方の要因を認めたうえで、発達学習の一般的な原理と枠組みによって説明できると主張した。両者のはっきりした対立点は、次のような例（抄訳）に見られる。

ピアジェ　言語は感覚運動的知能に固有な諸構成の「必然的」結果として説明でき、生得性の仮説は無益である。

チョムスキー　私の知る限り、「感覚運動的知能の諸構成」を介入させることで、言語の現象を解き明かしてくれるような説明は全く提示されていない。盲目の子どもたちは、感覚運動的知能の構成である視覚能力に制限を受けているにもかかわらず、目の見える子どもたちに比べて、より早く言語を獲得するのである。

さらに、チョムスキーは後に次のように結論している。[27]

「ピアジェ学派は、特殊な能力が独自の方法で発達するような複数のモジュールではなく、一つのまとまりとして心が発達することを主張している。これは一つの可能な仮説だが、実際にはとても大きな誤りである」

つまり、言語が心の他の機能のすべてと同調して発達することなどあり得ないと言うのだ。もちろん両者が関係していることは否定しないが、視覚的能力や論理的思考能力などの発達を待つことなく、言語は独自のプログラムに基づいて発達すると考えるのが正しい。発達心理学の実験でなくとも、子どもの言語獲得の驚異的なスピードが、他の知的能力の発達とは明らかに違うことを、ふだん観察しているはずである。逆に、学習の能力がもっとも高まるはずの高校生や大学生が、第二言語の習得になぜあれほど苦労しなくてはならないのかを、発達心理学で説明できないではないか。

文部科学省では、脳の研究を教育へと応用することを目標として、発達心理学などを含めた「脳をはぐくむ」新領域を二〇〇三年から創設する。日本の発達心理学や教育学は、依然として文系の枠組みにあるので、「教育そのものをいかにサイエンスの対象にするか」、という視点の転換が必要である。言語の発達と教育は、その主要テーマの一つだが、ピアジェ流の因習を打破しない限り、言語の脳科学へつなげていくのは難しいだろう。

●引用文献

（1）立花隆、伊藤正男「脳科学はどこまで進み、私たちに何をもたらすのか」『脳科学が築く21世紀』理化学研究所脳科学総合研究センター（2000）
（2）K. Sakai and Y. Miyashita, "Neural organization for the long-term memory of paired associates", *Nature*, 354, 152–155 (1991)
（3）S・S・ランボー（加地永都子訳）『カンジ―言語を持った天才ザル』NHK出版（1993）
（4）S・S・ランバウ（小島哲也訳）『チンパンジーの言語研究―シンボルの成立とコミュニケーション』ミネ

ルヴァ書房（1992）
（5）S・ハート（今泉忠明監修、平野知美訳）『動物たちはどんな言葉をもつか』三田出版会（1998）
（6）D・R・グリフィン（長野敬、宮木陽子訳）『動物の心』青土社（1995）
（7）R. A. Gardner and B. T. Gardner, "Teaching sign language to a chimpanzee", *Science*, **165**, 664–672（1969）
（8）F・パターソン、E・リンデン（都守淳夫訳）『ココ、お話しよう』どうぶつ社（1984）
（9）H・S・テラス（中野尚彦訳）『ニム―手話で語るチンパンジー』思索社（1986）
（10）A. Fujiyama, et al., "Construction and analysis of a human-chimpanzee comparative clone map", *Science*, **295**, 131–134（2002）
（11）J・トレフィル（家泰弘訳）『人間がサルやコンピューターと違うホントの理由』日本経済新聞社（1999）
（12）R. F. Kay, M. Cartmill and M. Balow, "The hypoglossal canal and the origin of human vocal behavior", *Proceedings of the National Academy of Sciences of USA*, **95**, 5417–5419（1998）
（13）木村資生『生物進化を考える』岩波書店（1988）
（14）T. M. Preuss and P. S. Goldman-Rakic, "Myelo- and cytoarchitecture of the granular frontal cortex and surrounding regions in the strepsirhine primate *Galago* and the anthropoid primate *Macaca*", *Journal of Comparative Neurology*, **310**, 429–474（1991）
（15）H. Barbas and D. N. Pandya, "Architecture and intrinsic connections of the prefrontal cortex in the rhesus monkey", *Journal of Comparative Neurology*, **286**, 353–375（1989）
（16）T. M. Preuss, "The argument from animals to humans in cognitive neuroscience", In *The Cognitive Neurosciences*（Ed. M. S. Gazzaniga）, 1st Edition, The MIT Press（1995）
（17）P. J. Gannon, R. L. Holloway, D. C. Broadfield and A. R. Braun, "Asymmetry of chimpanzee planum temporale:

Humanlike pattern of Wernicke's brain language area homolog", *Science*, **279**, 220-222（1998）
（18）C. Cantalupo and W. D. Hopkins, "Asymmetric Broca's area in great apes", *Nature*, **414**, p.505（2001）
（19）G. Rizzolatti and M. A. Arbib, "Language within our grasp", *Trends in Neurosciences*, **21**, 188-194（1998）
（20）M. Iacoboni, et al., "Cortical mechanisms of human imitation", *Science*, **286**, 2526-2528（1999）
（21）N. Chomsky, "Review of 'Verbal Behavior' by B. F. Skinner", *Language*, **35**, 26-58（1959）
（22）S. Crain, "Language acquisition in the absence of experience", *Behavioral and Brain Sciences*, **14**, 597-650（1991）
（23）J. R. Saffran, R. N. Aslin and E. L. Newport, "Statistical learning by 8-month-old infants", *Science*, **274**, 1926-1928（1996）
（24）E. Bates and J. Elman, "Learning rediscovered", *Science*, **274**, 1849-1850（1996）
（25）D. Pesetsky, et al., "Acquiring language", *Science*, **276**, 1177-1179（1997）
（26）ロワイヨーモン人間科学研究センター（藤野邦夫訳）『ことばの理論・学習の理論―ジャン・ピアジェとノーム・チョムスキーの論争（上・下）』思索社（1986）
（27）N. Chomsky, *Language and Politics, Expanded Second Edition*, AK Press（2004）
（28）H. M. Duvernoy, *The Human Brain: Surface, Three-Dimensional Sectional Anatomy with MRI, and Blood Supply*, 2nd Edition, Springer-Verlag（1999）

How the Brain Creates Language

第3章

モジュール仮説

言語はどこまで分けられるか

言葉は他のすべての社会制度と同様に、保守派と革命派の間の闘争を必要とするが、言語における革命派が、すなわち俗語の発明家であるというわけである。

——バートランド・ラッセル　Bertrand Russell(1)

形式と内容

言語を研究する際に鍵となるのは、人間の言葉の何が本質的か、という問題意識である。言い換えると、言語を構成する最小の要素は何か、という問題である。そのような構成要素として、まず言語の形式、つまり文法がある。例えば、語順の規則性が本質的である。この点は、第4章でさらにくわしく述べる。次に必要となる構成要素として、言語の内容、つまり意味がある。「文法と意味」、別の言い方をすれば、「形式と内容」である。これらは、それぞれ統語論（syntax）と意味論（semantics）として、言語学の主要な研究分野となっている。

文法と意味が分けられることは、チョムスキーの最初の本である『統辞構造論』に、最初の例文として示されている[2]。

【1a】Colorless green ideas sleep furiously.（無色の緑の観念が猛烈に眠る）
【1b】*Furiously sleep ideas green colorless.（眠る猛烈に観念緑の無色の）

どちらも意味のおかしい文だが、【1a】の語順は文法的に正しい。この文のように、今まで見たことのない文の文法性が判断できるという事実を行動主義では説明できない。

これらの例は、単語としてはどれも意味を持っていて、文として意味がおかしくなる例だが、単語自体も新しく作ってしまった非単語を使うと、もっと意味不明な文が作れる。そのような文は、「ジャバウォッキー（Jabberwocky）文」と呼ばれている。ジャバウォッキーとは、ルイス・キャロル（Lewis Carroll）の『鏡の国のアリス（*Through the Looking Glass*）』（一八七一年）に出てくる詩の題名である。この詩は、ジャバウォックという名の怪物に関する話であり、その始めと終わりに、次のようなジャバウォッキー文が使われている。もちろん、辞書を引いても載っていない非単語を使った文なのだが、**図3－1**の情景を描いたものとして、物語の中で「解釈」されている。

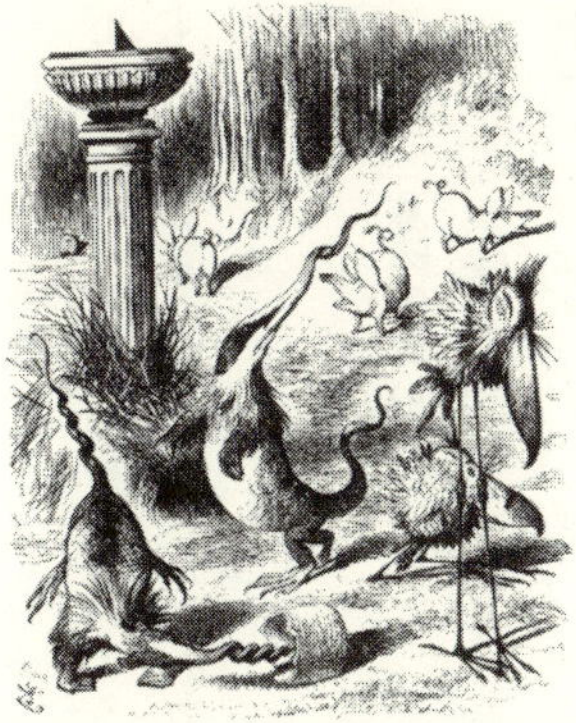

図3－1　ジャバウォッキー
Sir John Tenniel による『鏡の国のアリス』の挿絵

'Twas (=It was) brillig, and the slithy toves
Did gyre and gimble in the wabe:
All mimsy were the borogoves,
And the mome raths outgrabe.

この文は、and, the, in, Did のように、もともと意味のない接続詞・冠詞・前置詞・助動詞（これらを合わせて機能語と言う）や、All, were をそのままにしたり、複数形の活用を入れたりして、文法的に正しい英文のように見せているのが面白い。実際、脳の機能イメージングでも、ジャバウォッキー文が使われており、意味と文法を分離することに、ある程度まで成功している（第10章）。

文法と意味の違い

文法も意味も、つきつめれば言語知識の一部である。しかし、第2章で説明したように、両者には質的な違いがある。また、次に説明するような量的な違いも見のがせない。

ある文が文法的に正しいか間違っているかは、一つの母語のもとでは、基本的にどちらか一つに決まる。文法の判断が微妙な場合は確かにあるが、少数の例外を除けば、文法は離散的（0か1のいずれかしかとらないこと）である。例えば、三〇%文法的に正しい文というものはない。

しかし、ある文が意味的に正しいか間違っているかは、どちらか一方に決まらないことの方が多い。例えば、

【2a】東京は都会だ。

【2b】東京は砂漠だ。
【2c】東京は絶壁だ。

と言ったときに、意味が正しいかどうかには幅がある。【2a】はそのまま正しい。【2b】は地理的な意味としてはおかしいが、比喩として考えるならば受け入れられる。しかし、【2c】はほとんど意味不明であろう。

つまり、意味の通りやすさは連続的に変わり得る。これは、単語間の意味のつながりが、連想のしやすさによって決まっており、連想のしやすさが連続的な値をとることを反映している。文法と意味との間には、自然数と実数ほどの本質的な違いがあるのだ。

サピアとウォーフの仮説

一九三〇年代にアメリカのサピア（E. Sapir　一八八四〜一九三九）とウォーフ（B. L. Whorf　一八九七〜一九四一）が提唱した仮説とは、「ある人の話す言語は、その人の持ち得る考えを支配する」というものである。言い換えれば、物事の意味は言語によって異なり、用いる言語によって思考が決まるという原則であり、「言語的決定論」と呼ばれている。また、人間の思考が言語によって異なるという意味で、「言語的相対論」とも呼ばれている。ウォーフ

は、言語と文化の間の因果関係を主張したわけではないが、文化人類学や言語人類学に影響を与えたことは確かであろう。(3)

言語的決定論が仮説の域を出ないのは、心理実験などの検証がなかったためであり、ウォーフが集めたインディアンの言葉には、翻訳の正確さを欠いていたという批判もある。しかし、彼によって有名になったエスキモー語の例は興味深い。エスキモー語では、降る雪、積もった雪、氷のように固めた雪、解けかけの雪、風に舞う雪などをそれぞれ別の単語で表し、「雪」という総称は使わない。つまり、「雪」という一般的な意味それ自体が、用いる言語によって決められていると考えられる。

このような例は、身近にもたくさんある。日本語では、兄と弟や、姉と妹のように、年齢の上下関係をはっきりさせた言葉を使う。これに対して、英語では、兄と弟を区別せずに brother と言い、姉と妹を区別せずに sister と言う。これは、「兄弟」や「姉妹」という言葉が、要素を寄せ集めた複合語になっているのと対照的である。

また、「酔う」という言葉は、理性や感覚の変化を表しており、よい気持ちなのか悪い気持ちなのかは状況まかせである。「酒に酔う」は気分のよい場合と悪い場合の両方で使われるが、「車に酔う」は気分の悪い場合だけで使われ、「琴の調べに酔う」は気分のよい場合にしか使われない。一方、英語では get drunk, get sick, be fascinated とはっきり区別するし、日本手話でも、「琴の調べに酔う」は気分の悪さとは区別して表す。また、日本語で「勝利の喜びに酔う」と言うからといって、「敗北の怒りに酔う」や「悲しみに酔う」などと勝手に応用するわけにはいかない。

この微妙なニュアンスの違いを、日本語を知らない人に説明するのは難しい。だから、日本語を英語に訳すときに、和英辞書で見つけた単語を並べただけだと、変な文章になってしまうのだ。つまり、言葉には言語特有の「意味の体系」があって、その大部分は暗黙の了解になっている。コンピューターに自動翻訳をさせるのが難しいのは当たり前である。

このように、言語が認知に影響を与えるという可能性（またはその逆）を示した点で、サピアとウォーフの仮説は重要だが、言語が後天的な環境要因によって影響されることを強調しすぎたために、言語の生得説（第２章を参照）とは対立する結果となってしまった。そもそも、森羅万象をいかに分けて表すか、という意図によって、単語が生まれてきたと考えれば、言葉の意味を知ることは、人間の世界観や認知能力を調べることに他ならないことがわかる。

意味論とは

意味論の主要な問題は、意味がどのような構造や体系をとり得るかを明らかにすることである。言語の特徴として、「意味とは何か?」ということ自体も問題となる。意味のまとまりのことを、カテゴリーと言うが、生き物・食べ物・道具などのカテゴリーとその要素を簡単に思いつくことからも明らかなように、意味が大まかに分類されて保持されていることは確かである。

意味論の古典的な考えは、「外延(extension)」と「内包(intension)」を区別することである。外延とは、ある意味(概念)の適用できる要素の範囲のことである。例えば、動物の外延は、魚や鳥、獣、そして虫などである。一方、内包とは、ある外延の要素が持っている共通の性質のことである。例えば、動物の内包は、感覚と運動の神経機能を持った生物である。だから、単語の意味とは、その内包そのものである。

しかし、助動詞や接続詞のような「機能語」にはもともと意味がないので、外延もなければ内包もない。外延も内包もないような単語もあれば、「酔う」の例のように、実際には内包を決めるのが難しいことも多い。

哲学的意味論とパラドックス

意味論を推し進めていくと、哲学的な思索が必要になる。それは、意味があるかどうかではなく、意味が正しいかどうかを厳密に決めることが問題になるからである。そのため、哲学的意味論は論理学とのつながりが強い。論理（logic）の語源が、言葉（logos）であることも納得がいく。

バートランド・ラッセルは、意味の問題を単語から文へと移すことで、形式論理学が使えることを示した。ラッセルの弟子だったヴィットゲンシュタイン（L. Wittgenstein 一八八九〜一九五一）もまた、意味論を通して人間性に対する哲学的思索を深めたが、しだいに形式論理学から離れて、意味の解釈や同一性といった語用論（プラグマティクス）に向かい、言語の科学的探求から遠ざかってしまった。

次に、哲学的意味論の入門として、「うそつきのパラドックス（逆説）」と呼ばれる文を考えてみよう。

【3】この文は誤りである。

この文の意味は正しいだろうか？　これは、有名な「自己言及」の問題である。この文が本当に誤っているのなら、この文の意味は正しいことになる。もしもこの文が正しいのなら、この文は誤ったことを言っていることになる。つまり、いつまでも循環してしまって終わりがないのだ。

この問題は、単なる論理の遊びではない。精神的疾患では、自分が病気だと自覚できないことが多い（病識の欠如と言う）が、このパラドックスとよく似た点がある。本当に自分自身が異常なら、「自分は異常である」と思っていること自体が異常なので、結局自分は正常だと思えるのかもしれない。

ラッセルの考えた逆説的な文の例には、次のようなものがある。

【4】フランスの現在の国王は、頭がはげている。

現在のフランスは共和制であり、国王がいないので、この文は誤りであると考えられる。ラッセルもそのように考えた。しかし、そもそもフランスに国王がいないのなら、頭がはげているかどうかはわからないので、この文の意味が正しいかどうかはわからないはずである。これは、意味をめぐる哲学的な論争の一例である。あなたは、どちらの主張が「正しい」と考えるだろうか。

それでは、次の例はどうだろう。

【5】平面上にある三角形の三つの内角の和は一八〇度である。

この文は、数学的真理として正しい意味だと、誰でも思うだろう。ここで、「平面上」という但し書きは重要である。球面上の三角形では、三つの内角の和が一八〇度よりも大きいからである。しかし、アインシュタインの一般相対性理論が示したように、重力のある空間は湾曲している。実際に太陽のまわりで地球・火星・金星を光で結ぶ三角形を描いたとすると、三つの内角の和は一八〇度よりも大きくなるだろう。これもまた数学的真理であり、すでに天文学者が恒星を使って証明している。つまり、重力のある現実のわれわれの世界では、厳密には平面が存在しない。「フランスの国王」が存在しないという理由で【4】の文が誤りならば、「平面」が存在しないという同じ論理によって、【5】の文も誤りということになる。このように、哲学的意味論は言語学と論理学の境界領域である。

翻訳の不確定性と発話傾向

文の意味の理解には、「その文がどのようにして発話される傾向があるか」という性質（発話傾向と言う）が手がかりになっている。実際には、「言外の意味」や、「行間を読む」といった状況が頻繁に起こるので、意味論はこのような発話傾向の問題を避けて通れるわけではない。

アメリカのクワイン（W. V. O. Quine　一九〇八～二〇〇〇）は、「翻訳の不確定性」という考えを提唱した。(4) 例えば日本語のある文を英語に翻訳するとき、必ずしも一つの英語の文に定まるわけではなく、発話傾向に従う範囲でも、異なる意味の文に翻訳できることがある。このとき、元の文と翻訳後の文との関係が「一対多」であろうと「多対多」であろうとも、確定しているのならば問題ない。しかし、この関係が不確定だとすると、大問題である。

この問題は、違う言葉の間で翻訳するときだけでなく、同じ言語であっても、他人との会話で起こりうる。例えば、

【6】時計をお持ちですか。

と言われて、文字通りの意味なのか、「今、何時かわかりますか」という意味で言ったのか、という二通りの解釈ができる。もちろん、一般的には後者の方が自然であるが、相手によっては不確定となる。

信原幸弘氏は、発話傾向の個人差に着目して、似たような発話傾向を持つ文に翻訳するしか方法がないために、翻訳の不確定性が生ずると明快に述べている。(5) このように考えると、文章の理解とは、発話傾向を手がかりとしながら、他人の言わんとすることのモデルを自分

の心の中に作ることである。他人の心の状態を推測し、その推論に基づいて他人の行動を解釈したり、予測したりする能力は、「心の理論（theory of mind）」と呼ばれる。従って、意味論の本質的な問題は、心の理論に帰着するだろう。

生成意味論または認知言語学

第４章で説明するチョムスキーの理論は、生成文法理論と呼ばれ、文法の規則に従って文を作る（生成する）仕組みを研究する。このような言語学のアプローチでは、文法を心の他の問題と切り離して独自に研究できるとチョムスキーは主張した。一九六〇年代の後半から、生成文法に対立する理論として、アメリカのレイコフ（G. Lakoff）らが提唱したのが「生成意味論」である。(6) 生成意味論では、逆に知覚などの言語以外の認知的要素が与える影響を考慮した観点から、言語の問題にアプローチする。この立場は、「認知言語学」や「認知意味論」とも呼ばれている。同じ「認知」がついても、認知脳科学の「認知」は言語を含んでいるのに対して、認知言語学の「認知」は言語を含まないので、学問の方針が全く違う。私は、認知脳科学の中で言語を独立のシステムとして切り離す努力をしているのだが、認知言語学では言語の独自性をなくす方向を目指しているようである。

認知言語学は、言語の問題をより複雑にしたために、プロトタイプ（原型）やカテゴリー化（分類）といった複雑な仮定を持ち込まざるを得なくなってしまった[7]。その結果、認知言語学は理論化の求心力を失い、再び現象論へ戻ってしまったと言わざるを得ない。すでに述べたように、意味論の本質的な問題が心の理論に帰着するならば、意味論を切り口に言語の本質を明らかにしようとする試みには限界がある。生成意味論は、心の一般的なメカニズムの研究に貢献したかもしれないが、言語の特殊性を明らかにするアプローチではなかった。生成意味論は、一九七〇年代末頃までに、社会言語学と本来の生成文法理論へと完全に分極化し、崩壊してしまったと言われている[8]。認知言語学が社会言語学まで広がってしまえば、言語の問題が際限なくさらに複雑な要因にさらされるだけなのである。言語に対する社会的な影響は、生成文法理論から最初に切り捨てられた問題であった（第4章）。

音韻論と形態論

言語学では、統語論と意味論の他に、音声学（phonetics）や音韻論（phonology）、形態論（morphology）などの分野がある。音声学は、人間が発音したり、聞いて区別したりできる音を系統的に分析するアプローチであり、発声（調音）・音響・聴覚などを対象とする。音声が言語に制約を与えることもあるだろうが、手話のように音を全く使わなくても言語が成立することを考えると、音声学は必要最小限の構成要素からはずれる。手話に関しては、第11

章でくわしく説明する。

これに対し、音韻論は、音声がどのような法則で人間の言葉となり得るか、という問題にアプローチするという意味で重要である。言語で用いる最小の音の単位を「音素(phoneme)」と呼ぶが、その音素がどのような規則でつながって言葉を作るかを扱うのが音韻論である。手話における手の形や位置、動きの方向といった要素も、音素と同等の単位と見なして、そのつながりの法則を音韻論で扱うことができる。

音素が変われば意味の変化が起きる場合があるが、音素自体に意味があるとは限らない。音素が組み合わさって意味のある単語ができるわけで、形態論は、単語の形成や語形変化(活用など)を対象とする。意味を持つ最小の言語単位を「形態素(morpheme)」と呼ぶが、その形態素がどのような規則でつながって言葉を作るかを扱うのが形態論である。なお、最小の文字の単位は、「文字素(grapheme)」と呼ばれる。

単語は「分子」ではない

音素と形態素の関係は、原子と分子の関係に似ている。百を超える程度の原子から、その組合せを変えることでたくさんの分子を生み出すように、限られた数の音素から無限とも言える数の形態素を生み出すことができる。例えば、i・n・uという音素からできる「犬」

は形態素であり、「柴犬」などの単語を作るが、inu の音素を変えて「行く（iku）」とすれば、全く意味が変わってしまう。このように、音素の方が形態素よりも小さい単位なので、形態論を音韻論に吸収させてしまえば、言語の最小限の構成要素として音韻論を代表させることができる。

ただし、形態素を分子と見なせるとしても、いわゆる「単語」は分子ではない。ドイツ語のように形容詞の内容まで一緒にして一つの名詞を作る言語や、一文の内容をまるごと一つの単語にしてしまう言語があるので、単語の中にも文法要素がたくさん入っているからである。その場合は、一つの文法要素を含む範囲を形態素と定義すれば、分子と見なすことができるようになる。

音韻の法則

音韻論では、形態素の性質（人称、数、格、性、時制、隣の単語の影響など）による変化の法則を明らかにする際に、文字列ではなく音素列を一次資料としている。その理由は、人間が使える音素の種類は限られているが、文字の方は制限がなく普遍性を欠いており、音素と文字の対応は一様ではないからである。音素は、ア・イ・ウ・エ・オのような母音（vowel, V）とK・S・T・N・H・Mなどの子音（consonant, C）に分けることができ、母音を中心として子音を前後に組み合わせることで、「音節（syllable）」を作る。例えば日本語の仮名文字は、一字で一つの音節（VまたはC＋V）を表しており（「ん」・「っ」・「ゃ」などは例外）、日本語の音声システムとしては、CとVを連ねたCVCV……のパターンが頻出する。一方、ローマ字は一字で一音素を表し、漢字は一字で複数の音節を表すことができる。

音韻論では、単語の活用に伴う音の変化に注目する。例えば、日本語には五段活用という規則があるが、後にどのような言葉が続くかによって音素が規則的に変わる。「行く」という動詞は、「行かない・行きます・行くとき・行けば・行こう」、というように規則的に変化する。つまり、音素列自身が一つの体系を作っているわけである。このような規則を詳しく調べてみると、五段活用とか下一段活用といった活用形になることがわかったわけだが、それは昔の誰かがその規則を作ったわけではなくて、親がそのように話していたから、それを聞いた子が同じように話すようになっただけのことである。実際、「五段活用」という知識が全くなくても、日本語を母語とする幼児は、正しい活用変化に従った文をいくらでも生み出せるようになる。

アクセントやイントネーション（intonation, prosody：韻律）[9]も、音韻論の重要な研究テーマである。日本語のアクセントにもはっきりした法則がある。例えば、「食べる」や「笑う」というような三音節の動詞の終止形は、それぞれの音節のアクセントが低・高・低か低・

高・高のいずれかのパターンをとる。方言によって若干の変化はあっても、高・低・低などのパターンをとる動詞はない（母音が二つ続く場合は少数の例外がある）。さらに、初めて使う言葉でも、アクセントの法則を無意識に用いている。次の例を声に出して読んでみよう。

【7】花子、友子、洋子、田井子、てるみ、さゆり

共通語のアクセントでは、「子」のつく三音節の名前の場合、はじめの音節を高く読むのが普通である。「田井子」のように見かけない名前であっても、「太鼓」のようにはじめの音節を低く読むことはない。三音節の名前でも、「子」がつかない場合は、はじめの音節を低く読む場合が多い。こうした例も、無意識に身についた音韻の法則である。

言語のモジュール仮説

以上のように、統語論・意味論・音韻論を言語の三要素として考えることにしよう。独立して仕事はできるけれども、互いに補い合ってはたらくものを、認知科学では「モジュール(module)」と呼んでいる。統語論・意味論・音韻論は、言語のモジュールであると考えられる。モジュールは、この「独立性」の他に、単独で処理が自動的に進むという「自動性」、

そして必要な入力以外は受けつけないという「入力制限」といった特徴を持っている。言語が他の認知機能とは独立したモジュールであるという考えのことを、「領域固有性、領域特殊性（domain special）」と言い、学習のように一般的な機能のことを「領域一般性（domain general）」と言う（五〇ページの**表2－1**）。

言語のモジュール性は、まだ証明されたわけではなく、あくまで仮説である。そのいちばん鍵となるアイディアを出したのがチョムスキーで、文法はそういうモジュール性を持っているということを、一九八〇年代から主張している。チョムスキーを中心とする言語学の理論では、人間の言語能力を、言語知識の異なる要素に対応した「モジュール」に分けている。脳における言語のメカニズムを明らかにするためには、これらの言語モジュールがその他の認知機能からどのように分けられるのかを明らかにする必要がある。

還元論と全体論

ここで、モジュール仮説が脳科学とどのように関係するかを考えてみよう。脳科学には、古くから還元論（reductionism）と全体論（holism）の論争があった。還元論は、一つの機能が脳の一部に局在していることを主張するので、モジュール仮説に一致する。一方、全体論は、一つの機能が脳の広い領域の全体に担われていることを主張し、たくさんのニューロンがどのような結びつき（バインディングと言う）を持つかを明らかにしようとする。

しかし、この両極端な主張も、脳をどのようなスケールで見るか、という相対的な違いにすぎない。だから、還元論の見方を「モジュール」だとすれば、全体論は「システム」ということになる。大脳皮質にある言語野を全体として見ればシステムだが、機能が異なる個々の領野を見るときには、モジュールになる。

脳機能としての言語モジュール

アメリカのフォダー（J. A. Fodor）は、『精神のモジュール形式』という著書の中で、言語は感覚のモダリティ（第1章）と同じような、入力モジュールの一つだと述べている[10]。しかし、チョムスキーが指摘しているように、「言語モジュール」を入力系に限定するのは狭すぎる考えであり、発話のような出力系を付け加える必要がある。また、日本語だけを理解して英語だけを話すという人はいないから、もし入力系と出力系があるとすれば、両方は共通の知識体系にアクセスしなくてはならず、この知識体系は「中央処理系」である、とチョムスキーは述べている[11]。

言語は、知覚・記憶・意識の各モジュールから独立したモジュールであるという立場を私はとっている（七ページの図1-1参照）。「言語機能は、他の認知機能と独立している」という意味のモジュール性は、言語機能の特異的な障害である「失語症《しつごしょう》（aphasia）」（第7章）の存在によって裏付けられており、脳における言語の機能局在に対応する。

一方で、言語が知覚・記憶・意識の認知機能と密接に結びついていることは、すでに第1章で指摘した。外界からの言語情報は、音声の聴覚入力や文字・手話の視覚入力を通して知覚されるのであり、音素の時系列として符号化される。この音素の音韻処理の結果は、すでに長期的に記憶されている情報に基づいて、単語の意味表現として認識される。さらに、単語だけではなく文として理解し発話するためには、統語処理が必要となる。統語処理が一般的な記憶処理と独立していることは、行動実験によって支持されている（八二ページ）。

さらに、言語が思考の表現として使われ、思考の媒介として必要とされることは、経験的事実である。しかし、幾何学の問題や囲碁・将棋の「次の一手」のように、言語を使わずにすむ思考があるように、思考は言語と異なるはたらきである。言語という独立したモジュールは、知覚・記憶・意識や思考の各モジュールと相互作用する形で、脳のシステムに組み込まれている。

言語機能の内部モジュール

本章で見てきたように、言語は複合した情報処理から成り立っており、言語のシステム自体に内部モジュールがあると考えられる。[12] 具体的には、統語論・意味論・音韻論の三つのモジュールが、言語システムを構成している[13]（図3－2）。統語論・意味論・音韻論のモジュールは、互いに言語の情報をやりとりする。統語論のモジュールからは文の構造についての情報が出力され、意味論のモジュールはこの情報を受け取って、それぞれの言語要素に特定の意味を付け加える。逆に、ある単語の意味を強調したいために、その単語を文頭に移動させて構文が変わることもあるので、意味論のモジュールから統語論のモジュールへの情報の流れもある。統語論と意味論は、互いに補い合うモジュールである。

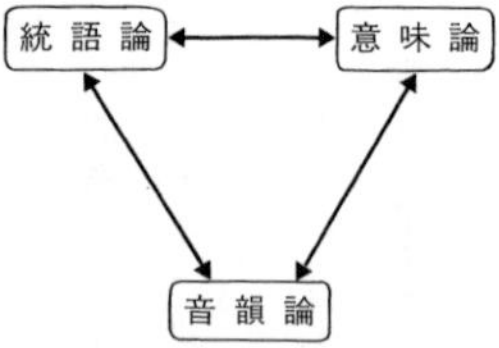

図3－2　言語内部のモジュール構造

また、統語的知識である人称・数・格・性・時制などによって音韻が変化するのは、多くの言語に共通した現象であり、これによって意味も規定される。「箸」と「橋」や、「巨人（大男）」と「巨人（ジャイアンツ）」のように、アクセントの高低の違いという音韻の変化で、意味が全く変わってしまうこともある。これらの例のように、言語学的な要素を一つだけ変えることで、文法や意味といった性質が変わるような対のことを、「最小対（minimal pair）」と言う。最小対は、言語に必要なパラメーター（変数）を理解するための基本である。

まとめると、言語システムの理解には、統語論・意味論・音韻論のモジュール間の情報の流れを明らかにすることが重要である。これらのモジュールが司る言語機能は、言語の情報処理に特化したユニークな性質のものであり、そのすべてを一般の認知機構によって置き換えることはできない。そして、これらのモジュールが脳の異なる領域に対応していることがわかれば、言語の神経機構の解明につながるであろう。

第6章で説明するように、ブローカ野、ウェルニッケ野、角回《かくかい》・縁上回《えんじょうかい》という三つの言語野は、脳の言語モジュールの候補である。図3-3に示したように、これらの三つの領域の相互作用によって、言語の機能のある程度までを説明できる可能性がある。ただし、これらの言語野が統語論・意味論・音韻論のモジュールとどのように対応しているかについては、まだ全容がわかっていない。図3-3は現段階の出発点であって、研究が進めば、もっと詳細なモジュール構造の関係が明らかになると期待される。ここに、言語の脳科学が解決していかなくてはならない重要な課題が存在する。

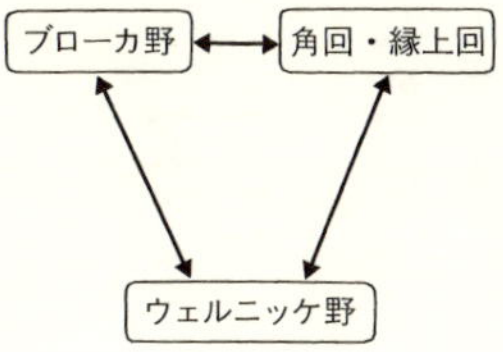

図3-3　脳の言語モジュール

統語処理と意味処理の関係

文法を使ってはじめて意味が正確にわかるので、統語処理から意味処理への情報の流れは重要である。また、統語処理が不十分なために意味が解釈できないときは、意味処理から統語処理へコントロールが戻されて、統語処理の変更が行われる。例えば、次の二つの文を比較してみよう。

【8a】太郎は花子の写真を撮った。
【8b】太郎は花子の写真を撮った次郎をほめた。

【8a】の文では、写真を撮ったのは明らかに太郎である。ところが、【8b】の文では、次郎が現れるまでは写真を撮ったのが太郎だろうと思って読まれるが、次郎が現れたとたんに太郎が写真を撮ったという意味が成立しなくなってしまい、それまでの統語処理の変更が必要になる。その結果、写真を撮ったのは太郎でなく次郎であることが明らかになる。

このような例からも、「文処理（sentence processing）」が単なる単語の意味処理だけでなく、統語処理を必要としていることがわかるだろう。従って、言語の本質である統語処理を調べるには、単語よりも文のレベルの方が好都合なのである（第9章）。なお、【8b】のような文は迷路のように入り組んでいることから、「袋小路文（garden path sentence）」と呼ばれている。

言語とワーキング・メモリー

記憶を一時的に保持するための仕組みとして、イギリスのバドリー（A. Baddeley）が提唱するワーキング・メモリー（working memory：作動記憶）というモデルがある。(14) 声に出して言葉を話したり手などを動かして手話を使うことを「外言《がいげん》」と言い、声を出さずに本を読むときや考えごとをするときのように外に現れない言語を「内言《ないげん》」と言うが、言語に関するワーキング・メモリーには、音韻的な情報を外言や内言によって保持する「音韻ループ」が含まれる。このモデルでは、注意をコントロールする「中央実行系」がはたらくと考える。

例えば、電話番号を聞いてメモ用紙を探しているときに、「五六七八—四三二一」と頭の中でくり返していれば、忘れずにすむ。このくり返しに必要なのが音韻ループであり、数字の復唱に注意を向けるのが中央実行系である。このように一時的に保持できる情報の数は、七プラスマイナス二（五〜九）個であり、この記憶容量のことをマジカル・ナンバーと呼ぶ。電話番号が七〜八桁に抑えられているのも、このような経験的事実に基づいているらしい。

ワーキング・メモリーのモデルによって、言語処理も説明できるとする立場の認知科学者は、言語のモジュール性は必要ないと主張している。しかし、このモデルには次のような問題点がある。

第一に、モジュール性の明らかでないものがすべて中央実行系に押し込められており、実体がわからない。従って、研究者ごとにワーキング・メモリーの厳密な定義が違っていて、自分にとって都合のよいモデルが使われている。極端に言えば、たいていの認知機能はワーキング・メモリーの中に含めることができてしまう。実際、サルの前頭葉の研究にもワーキング・メモリーのモデルが頻繁に使われており、サルが言語を持たなくても基本的な枠組みは変わらないことを暗黙の了解としてしまっている。さらに、ワーキング・メモリーのモデルがサルで使えるから、サルも人間とよく似た認知機能を持つ、というような乱暴な議論まで出てしまっている。

第二に、ワーキング・メモリーに障害のある患者でも、言語理解や文法処理はほとんど正常であるという報告が多くなされている。一時的には二、三個の事柄しか覚えられないのに、たくさんの単語からなる文を理解できる事実は、ワーキング・メモリーと言語が全く別の処理に対応していることの証拠になる。

健常者でも、全く意味のつながりのない単語を一時的に覚えるときには、六つか七つが限界だが、文を覚えるときには、二十以上の単語からなるものでも問題ない。つまり、七プラスマイナス二個というワーキング・メモリーの容量は、文法や意味などの関連がないものを覚えるときの限界であって、言語の理解や表出に使われる記憶とは本質的に異なる性質を持っている。

ワーキング・メモリーという考えは、認知科学の全体を発展させるのに貢献したと言えるが、言語の脳科学にとっては、むしろマイナスの効果をもたらしている。言語のモジュール性が確立するためには、ワーキング・メモリーという壁を破らなくてはならないのが現状である。

私は、大学院の頃からサルで連想記憶の研究をしていたが、人間の言語の研究へと大きくテーマを変えた理由の一つは、記憶と言語の関係について思いをめぐらせたことだった。記憶と言語は、独立しているように見えて、分けるのは簡単ではない。リンゴの絵をサルに見せて脳の一部が活動したとしたら、サルには言語がないので、純粋に視覚記憶に関係した反応だと考えられる。しかし、リンゴの絵を人間に見せたら、脳の一部がリンゴの絵に反応したのか、「リンゴだ」と言葉にしたことに反応したのか、区別できなくなってしまう。そのためには、脳が言語によってどのように反応するかを徹底的に調べなければならない、と考えたのがきっかけだった。

失文法

前項の例とは反対で、短期的な記憶に障害がないのに、言語障害が起こることもある。ブローカ失語（第7章）の患者は、文法をうまく使えない場合があり、発話される文から文法的な要素が抜けてしまう現象が知られており、「失文法（agrammatism）」と呼ばれている。

例えば、

【9】トラがライオンにおそわれた。

という文で、「傷ついたのはどちらですか?」と聞かれて答えられない、という障害である。「失文法」とは、文法的な文を構成する能力の障害であり、失語症の一部と考えられている。失文法の人は、個々の単語は話せても、それを正しく並べて意味のある形にできない。もしくは、受身形に変えるとか、使役にするとかいう文法的な操作がうまくできない。単純な文章を話したり理解したりするのには問題がなくても、ちょっと変形しなければならないとなると、文法知識が出てこない。無意識的に文法を使って文を作っていくことができなくなる。自分があることを話したいのに、文法が使えないために話せない、というのは、不慣れな第二言語を話そうとするときのような感じである。単語は知っていても、それをうまく組み合わせないと意味の通る文にならないからである。

アメリカのゲシュビント(N. Geschwind 一九二六~八四)は、失文法の原因がブローカ野を含む前頭葉の損傷であることを主張したが、この考えに異論を唱える研究者が多数現れて、論争が続けられてきた。そもそも、前頭葉の一部の損傷で失文法が生じること自体を疑う研究者もいる一方で、神経内科の臨床的な検査で、失語症患者の文法機能を言語学者並みにくわしく調べた例はまれである。文法機能をくわしく調べたところで、有効な治療法やリハビリに直接結びつくかどうかはわからないので、学問的な興味は、医学的な必要性と必ずしも一致していない。

失文法の特徴として、前置詞や接続詞などの機能語や接頭語・接尾語を省いたり、入れ替えたりすることが指摘されている。従って、失文法は、機能語などに関する文法処理の障害であると考える立場がある。その一方で、健常者に別の課題を同時に行わせて負荷を加えることで、失文法と似たような状態を作れることから、失文法は単に全体の処理能力が低下した結果として生ずるのではないか、という議論まで出ている。

それでも、失文法の存在は、文法機能がモジュール性を示す重要な証拠であることには変わりがない。前頭葉のブローカ野と統語処理との対応関係は、長く決着のついていない重要な問題であったが、最近の脳機能イメージングで、統語モジュールとしてのブローカ野のはたらきが明らかになってきている（第10章）。

ウィリアムズ症候群における言語と学習能力の解離

ウィリアムズ症候群（Williams syndrome）は、一般の学習能力の発達に遅れがあり、特に絵を描くような空間的な位置関係を理解する能力などに重い障害が見られる遺伝病である。ところが、言語の能力はほぼ正常であり、音楽に人並みはずれた能力を発揮することも珍しくない(15)。長いバラードの歌詞とメロディーを覚えたり、二十五ヵ国語で歌を歌う人もいるという。このような例からも、精神的な能力というのは個人間で相対的なものであって、「精神遅滞」や「知恵遅れ」という言い方が、いかに一面的かつ皮相的な固定観念を反映しているかがわかる。

ウィリアムズ症候群における言語能力と一般の学習能力の解離は、言語機能のモジュール性の一つの証拠として考えられてきた。最近になって、二、三歳のウィリアムズ症候群の幼児を対象とした行動実験で、数の認識は正常なのに、言葉に対する反応に異常が見られることが報告された(16)。ウィリアムズ症候群の大人では、言語ではなく数の判断に重い異常が見られるので、幼児ではちょうど逆の障害を示すことになる。従って、ウィリアムズ症候群では、モジュールによって発達過程が異なるという可能性が出てきた。つまり、言語は遅れて発達し始めるが正常に近いレベルまで達するのに対して、数の認識は正常に発達し始めた後で発達が進まなくなる。

さらに、ウィリアムズ症候群の大人で言語能力をくわしく調べたところ、文の理解や統語構造の判断の一部に異常が認められた(17)。幼児期の言語獲得に異常があるので、母語は第二言語の習得能力を使って身につけたという可能性が考えられる。その結果として、大人になっても母語に部分的な障害が認められるのかもしれない。ウィリアムズ症候群の障害がどのような範囲の能力に及ぶかはもちろん、障害相互の関連性と因果関係を明らかにしていくことが必要であろう。

サヴァン症候群における言語天才

サヴァン症候群（savant syndrome）のサヴァンとは、フランス語で「著名な優れた学者」が語源であり、自閉症などの重い知的障害とは対照的に、驚異的な能力を持つ天才である。音楽や美術で優れた芸術表現を示す人や、並はずれた記銘力や視覚イメージの再現力（直感像）を持つ人が知られている。一般に創造力よりは模倣力に優れ、右脳が優位なことが多いと言われるが、例数が少ないので一般化は難しい。

クリストファという一人のサヴァンは、二十カ国語を使いこなす「言語天才」であり、著名な言語学者による詳細な研究とともに有名となった。(18) 生後六週で脳損傷と診断され、後に水頭症による脳の萎縮が確認された。言語性の知能指数（ＩＱ）は平均レベルだが、非言語性のＩＱは四十二～七十六点（平均が百点）と低く、二十九歳のときの精神年齢は九歳と見積もられた。しかし、三歳頃から「読む」ことに強い関心を示すようになり、六、七歳で外国語に対する強い執着が決定的になった。「クリストファの特殊技能を概観するうえで、注目すべきもう一つの点は、言語を習い覚えるその速さと容易さである」[18]と述べられている。クリストファがすでに知っている言語とは起原も類型も異なる言語として、北アフリカのベルベル語を選び、与える文例を統制しながらその習得過程を調べたところ、巧みな文法能力を発揮して、わずかな例から自然に使いこなせるようになった。「女性主語に対立する男性主語を伴う動詞形」をたった二例から推定し、翻訳にも驚異的な能力を示した。

次に、自然言語の規則に従わない構造を持った「エプン語」を作って試してみた。言語モジュールは非言語的な構造は受けつけないはずだから、もしクリストファがエプン語を習得できたなら、一般的な学習能力によって第二言語を身につけていた可能性がある。実験では、言語学科の学生を統制群として、エプン語を「第二言語」として学習する過程と比較した。結果はあまり単純ではないが、クリストファは統制群とは違って、エプン語をマスターすることに難しさを示した。

結論として、この言語天才の能力は、「完全な、あるいは強化された言語モジュール」によって説明できる。一例しかない現象（「N＝1」と軽蔑的に呼ばれる）は、再現性の乏しいデータと見なして、サイエンスの対象としないことが多い。しかし、クリストファの研究の場合は、特別にその価値を認める必要がある。クリストファの能力がユニークなのは、一般の人が思うような「特殊な能力」を身につけているからではない。幼児のときには、誰でもクリストファと同じように、この「言語モジュール」を使って、どんな言語でも獲得しているのだから。クリストファは、幼児の言語モジュールの能力を大人になっても失わなかったことがユニークなのである。

●引用文献

（1）B・ラッセル（中野好之、太田喜一郎訳）『人生についての断章』みすず書房（1979）
（2）N. Chomsky, *Syntactic Structures*, Mouton（1957）
（3）井上京子『もし「右」や「左」がなかったら―言語人類学への招待』大修館書店（1998）
（4）W・V・O・クワイン（大出晁、宮館恵訳）『ことばと対象』勁草書房（1984）
（5）信原幸弘『心の現代哲学』勁草書房（1999）
（6）G・レイコフ（池上嘉彦他訳）『認知意味論―言語から見た人間の心』紀伊國屋書店（1993）
（7）F・ウンゲラー、H＝J・シュミット（池上嘉彦他訳）『認知言語学入門』大修館書店（1998）
（8）F・J・ニューマイヤー（馬場彰、仁科弘之訳）『抗争する言語学』岩波書店（1994）
（9）NHK放送文化研究所（編）『日本語発音アクセント辞典（新版）』NHK出版（1998）
（10）J・A・フォーダー（伊藤笏康、信原幸弘訳）『精神のモジュール形式』産業図書（1985）
（11）N. Chomsky, *Knowledge of Language: Its Nature, Origin, and Use*, Praeger Publishers（1986）
（12）N. Chomsky, *Modular Approaches to the Study of the Mind*, San Diego State University Press（1984）
（13）K. Sakai, R. Hashimoto and F. Homae, "Sentence processing in the cerebral cortex", *Neuroscience Research*, 39, 1-10

(2001)
(14) A. Baddeley, "Working memory", *Science*, **255**, 556–559 (1992)
(15) H. M. Lenhoff, P. P. Wang, F. Greenberg and U. Bellugi, "Williams syndrome and the brain", *Scientific American*, **277** (**6**), 68–73 (1997)
(16) S. J. Paterson, J. H. Brown, M. K. Gsödl, M. H. Johnson and A. Karmiloff-Smith, "Cognitive modularity and genetic disorders", *Science*, **286**, 2355–2358 (1999)
(17) A. Karmiloff-Smith, et al., "Linguistic dissociations in Williams syndrome: Evaluating receptive syntax in on-line and off-line tasks", *Neuropsychologia*, **36**, 343–351 (1998)
(18) N・スミス、I＝M・ツィンプリ（毛塚恵美子他訳）『ある言語天才の頭脳―言語学習と心のモジュール性』新曜社（1999）

How the Brain Creates Language

第4章

普遍文法と言語獲得装置

言語学とは何か

漠然と「言語の知識」と呼ばれているものの基本的な構成要素の一つは、精神の内部における規則や原理および表現のある種の構造として分析される「文法の知識」であると言えよう。

——ノーム・チョムスキー[1]

言語学のはじまり

西洋の言語学の歴史は、古代ギリシャにまで遡ることができる。(2) 言葉の持つ規則性や柔軟性に対して興味を持った人々が、ギリシャ哲学と同じ頃に学問の礎を築いたものと想像される。今でも、博士のことを理学系も含めて Ph.D.(哲学博士)と言うが、学問の王様が哲学なら、学問の女王は言語学ということになるだろう。第2章で説明した「プラトンの問題」は、プラトンがもっとも身近で深遠なパラドックスについて洞察していたことを示している。

紀元前一世紀頃、ギリシャ語の文法体系(伝統文法)ができあがり、それはラテン語に適用された。中世になって、ラテン語からロマンス語派(フランス語、イタリア語、スペイン語など)へと変遷し、ゲルマン語派(英語やドイツ語など)が現れるようになって、伝統文法が成り立つ限界が明らかになった。

さらに、東西のさまざまな国や民族の人々が交流するようになって、言語の多様性が言語学の中心的なテーマとして議論されるようになった。言語は、民族や地域によって違うばかりか、時代によっても変化し得るものである。実際、日本にもさまざまな方言があり、古文と現代文では語彙《ごい》や文法に違いが見られる。そればかりか、若者の言葉のように、言葉遣いなどは世代間でどんどん変化していく。このように、言語の多様性は、時間と空間の両方の次元で生み出されることがわかる。なお、言語を言語学や脳科学でとらえるときには、共通語と方言の違いを、日本語と英語の違いと同様な変化の一形態と見なしている。ある言語を「標準」と決めるかどうかは、各国が政治的あるいは宗教的な「公用語」としてどれを採用するかの判断に基づくものであって、言葉としては全く優劣なく同等である。単にその変化の程度が言語間で異なるだけなのである。

言語の多様性を学問的に扱おうとするとき、まず誰でも思いつくのが言葉の分類であろう。英語はドイツ語と比較的似ているが、日本語とは違う。だから、ヨーロッパで用いられている言語を一つのグループにまとめることができそうである。ヨーロッパでは、少数の言語から時代とともにたくさんの言語が派生してきたので、研究がしやすかったのだろう。ロマンス語派やゲルマン語派の派生は、その典型である。実際、単語の語源を調べてみると、多くの語幹や接頭語・接尾語が、ヨーロッパの言語で共通に用いられている。

インド・ヨーロッパ語族という分類は、このような言葉の比較分類に基づく「比較言語学（comparative linguistics）」の産物であった。インドが含まれるのは、サンスクリット（梵語）で用いられる語彙とその活用変化が、ギリシャ語やラテン語とよく似ていたからである。サンスクリットの文法体系は、古代ギリシャの伝統文法よりも進んでいたと言われている。

言語の起原？

サンスクリットとギリシャ語やラテン語との共通性が単なる偶然でないとすると、それらは、もはや死語となってしまった共通言語から派生したのだろうか。十八世紀末にイギリスのジョーンズ卿（Sir W. Jones）がこのような推測を発表して以来、言語の起原に関する研究が十九世紀の言語学の中心になった。この古典的なアプローチは、現代でもまだ残っている。例えば、アメリカのルーレン（M. Ruhlen）は比較言語学の手法を極端に推し進めて、全世界の言語の起原が一つの言語にあると主張している。しかし、自分の説に都合のよいデータを寄せ集めただけで、統計的な検討も不十分なままであり、言語学者にもすこぶる不評である。日本語と朝鮮語は、動詞を文末に置くことや、敬語を持つ点などに共通性が見られるが、両者が同じ言語族に属するかという点ですら、諸説紛々で未解決の問題なのである。

ある単語が異なる言語の間で似ているといっても、これが共通の起原から派生したのか、偶然生じたのかどうかは、厳密な統計的解析を使わなければわからない。例えば、「名前」のことを英語では name（ネーム）と言い、ドイツ語では Name（ナーメ）と言うが、どちらも日本語の namae によく似ている。だから日本語と英語に共通な起原がある、と考えるのにはかなり無理があるだろう。ルーレンが普遍的な語彙として日本語の単語を引用している例には、死語や使用頻度の低いものが少なからず含まれている。

寺田寅彦（一八七八〜一九三五）は『比較言語学における統計的研究法の可能性について』（一九二八年〈昭和三年〉）の中で、異なる言語の単語間に三％程度の一致があっても、それが偶然かどうかわからないと述べている。さらにその付記の中で、「もっとも文法のごときものまでも、これを数理的の問題として取り扱うことが必ずしも不可能とは思われない」と記している。この問題提起は寺田寅彦の優れた洞察力の一端であろう。

近年の比較言語学では、確率論や統計学を導入して、言語間の類似性を定量的に評価できるようになってきた[3]。しかし、文法の類似性の問題を、寺田寅彦の言うような「数理的の問題」として初めて扱ったのは、チョムスキーであり、言語の普遍性を明らかにすることに成功したのである。

なお、進化における言語の起原については、本書では扱わない。最近の諸説の一つとして、ピンカーは、コミュニケーションのために適応したのが言語の起原だと主張しているが、そもそも必要があって生まれるという考えは誤りである（第2章）。言語の起原に関するどんなにもっともらしい議論も、実証性のあるものは一つもなく、まして科学的に受け入れられる説は全くないということをはっきりさせておきたい。

共時言語学から構造主義言語学まで

比較言語学が言語の歴史性を重視していたのに対し、現在の言語のあり方そのものを研究の対象にするという「共時言語学」の考えが、スイスの言語学者であるソシュール（F. de Saussure 一八五七〜一九一三）によって、二十世紀はじめに広まった。ソシュールの言語観では、形式という記号表現（シニフィアン）と意味という記号内容（シニフィエ）からなる体系（ラング）を、実際の発話（パロール）から区別する。ソシュールは近代言語学の祖と呼ばれているが、このような用語の定義そのものをめぐって論争があるくらいで、「ラング」が何を意味するかを「解釈」すること自体は、科学的な議論ではない。チョムスキーの率直な意見によれば、共時言語学がなくとも言語学の歴史は今と変わらなかっただろうという。

その後、二十世紀前半の言語学は、第2章で述べたような行動主義の影響を受けて、言語に本質的な文法などの要素を切り捨ててしまう。アメリカのブルームフィールド（L. Bloomfield 一八八七〜一九四九）を中心とするこの立場は、「構造主義言語学」と呼ばれ、外から観察できる言語の構造のみを対象とした。これは、基本的には単語の分類学と同じで、言語の内部構造や法則とはほど遠いアプローチであった。このような構造主義の強い影響下にあって、アメリカのハリス（Z. S. Harris 一九〇九〜九二）は、一歩踏み出した一人であった。ハリスは、文と文の意味関係を規定するために、「変形（transformation）」と呼ばれる考えを導入した。[4] 例えば、能動文（「ネコがネズミを追いかける」）を受身文（「ネズミがネコに追いかけられる」）に変形するときを考えてみると、一定の規則に従っていることは明らかだろう。さらにハリスは、文のそれぞれの要素を、例えば名詞（noun）はN、動詞（verb）はVというようなパラメーターを使って定式化した。言語学に代数学を持ち込んだことで、言語の法則を見出す基礎を築いたと言えよう。

ハリスはチョムスキーの先生であったので、言語学上のこの新しい試みによって直接影響を与えたのはもちろんだが、大学二年目で学問にほとんど興味を失いかけていたチョムスキーに、哲学と数学を学ぶよう勧めたのもハリスであった。この偶然の出会いがなかったら、チョムスキーという「知の巨人」は現れなかっただろう。

生物の多様性と進化論

それでは、チョムスキー革命で、いったい何がどのように変わったのだろうか。その本質を理解するために、生物の多様性と言語の多様性の違いを対比させて考えてみよう。

生物にはたくさんの種類があり、「種（species）」と呼ばれている。生物学も、はじめは種の分類から出発した。動物・植物、脊椎動物・無脊椎動物、……という具合である。生物の形態に基づいて分類学を大成したのは、十八世紀のスウェーデンの博物学者、リンネ（C.

von Linné 一七〇七~七八)であった。われわれ現生人類を「ホモ・サピエンス(賢いヒト)」と名づけたのも、リンネである。ちなみに、現生人類は、動物界・脊索動物門・哺乳綱・サル目(霊長類)・ヒト上科(チンパンジー、ゴリラ、オランウータンとテナガザルを含む)・ヒト属(ネアンデルタール人などの旧人類を含む)・ホモ・サピエンス種の一員である。この「界・門・綱・目・科・属・種」という分類の仕方は、階層的になっているので、「リンネ式階層分類体系」と呼ばれている。

それでは、なぜそれほど多くの数え切れないほどの種が地球上に存在しているのだろうか。種の分類だけでは、「なぜ」という疑問に答えることができない。この疑問に初めて一つの説明を与えたのは、ダーウィンの進化論だった。『種の起原』(一八五九年)によって、すべての種は共通の祖先から進化するという革命的なアイディアが発表されたことは、よく知られている。突然変異によってさまざまな種が生まれ、自然淘汰によって環境に適応した種だけが選択されていくという考えである。

ただし、進化には数万年以上の時間がかかるので、進化論そのものをサイエンスで実証することはできない。種の多様性を進化論から説明したことが単なる学説にとどまらなかったのは、種を決定する実体として、遺伝子という存在に結びついたからである。実際、二重らせんのDNAという物質として遺伝子の実体が明らかにされ、DNAそのものに突然変異が生じることが、二十世紀後半に証明された。これが「分子進化」と呼ばれる新しい理解を生み出すきっかけになったのは、生物学の功績であった。

言語の多様性

生物の種のように、言語にもたくさんの種類がある。世界でもっとも多くの人が使っているのは中国語（北京語）であり（約一五％）、次いで英語とスペイン語が広く使われている。EU（欧州連合）の公用語は、英語、フランス語、ドイツ語、デンマーク語、オランダ語、スペイン語、ギリシャ語、スウェーデン語、フィンランド語、イタリア語、ポルトガル語の十一カ国語であるが、現在の欧州では、インド・ヨーロッパ語族かウラル語族に属する六十二の言語と、どちらにも属さないバスク語が使われている。社会・経済上の流通を拡大するうえで、欧州における「言語の壁」は、深刻な問題である。公文書をそれぞれの公用語で準備するだけでも、手間と費用は一桁増える。日本でも、日本語、アイヌ語、琉球語、日本手話などさまざまな言語が使われており、方言を含めれば、数十種類にのぼるだろう。

方言のような地域的差異のどこに線を引いて「亜種（種の下位分類）」を認めるかには、決まった原則は存在しない。もともと方言と共通語の間に優劣などはないし、言語学的に言えば、類似点は多くても、どちらも独立した言語であることに変わりはない。だから、「世界

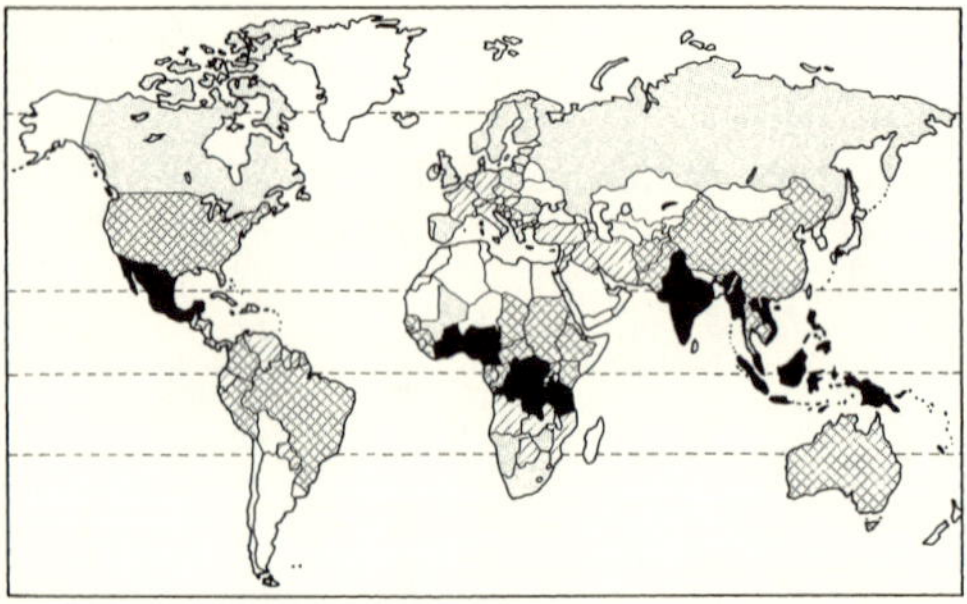

図4－1　世界の言語密集度
濃く塗ってある地域ほど言語の密集度が高い。文献（22）を改変

にどの位の数の言語が存在するか」、という問いはほとんど意味をなさないだろう。国語や母国語、あるいは標準語と呼ばれるのは、ある言語が「国」によって政治的に選ばれたことを象徴しているだけである。

『世界民族言語地図』[5]には、六千五百もの言語が記載されているし、例えばメキシコだけでも、二百四十あまりの言語が話されているという[6]。もっとも言語の多様性が顕著なのは、パプア・ニューギニアとアフリカ中部の熱帯地域であり、太平洋地域のオーストロネシア語族とアフリカのニジェール・コルドファン語族は、それぞれ千以上の言語を含むと言われている（図4－1）。これらは、方言のような違いではなく、お互い全く話が通じないくらい遠く離れた言語なのである。このような言語の多様性を前にして、さまざまな言語を階層的に分類しようとするのが古典言語学の目標だったのは、生物学の場合と同じである。

熱帯地域は、世界でもっとも多様な生物が生息していることで知られており、言語の多様性と生物の多様性の共通性は興味深い。環境破壊によって多様な生物種が危機に瀕しているのと同じように、世界の先住民族とその多数の言語が、住環境の破壊に伴って急速に失われつつあることが指摘されている。(7) 政治的な理由で言語を統一化することは、摂理に反した破壊行為になりかねない。生物種の保存が遺伝子を子孫に伝えることであるのと同じように、言語の保存も、言葉を親から子どもに伝えていくほかに方法はない。その意味で、言語は生きた存在なのである。

多様性の中の規則性

それでは、なぜそれほど多くの言語が地球上にあるのだろうか。旧約聖書の創世記によれば、人間が天に達するような高さの「バベルの塔」を作ろうとしたことに怒った神が、これを作った人々の言語をいくつにも分けて互いに通じないようにして、塔の建設をやめさせたのだという。これはもちろん神話の世界だが、歴史的事実として面白いのは、この神話が伝承されていた頃のはるか昔の言語が、すでに互いに通じないくらいに分かれていたことである。

すでに述べたように、進化との類似性によって言葉の変化を説明するルーレンのような試みは失敗に終わっている。もちろん、ルーレンの説を反証することも、証明と同じように困難なわけだが、このような説を進めていっても、おそらく言語の核心とは結びつかないだろう。その失敗の原因は、言語の多様性として、単語（語彙）に注目したことにあると私は考える。

第2章で述べたように、単語と意味との関係は、擬声語や擬態語（オノマトペ）などを除けば恣意的であって、そこに必然的な法則性が乏しい。従って、語源を追い求めても、その先には言語の多様性を生み出すような自然法則に行き当たらないのである。また、一九六〇年頃からの、たくさんの言語を比較検討して普遍的な性質を見つけようとするアメリカのグリーンバーグ（J. H. Greenberg 一九一五〜）の試み[8]は、現象を記述したのにとどまって、それがなぜかという説明を与えることはできなかった。

このような言語学が直面していた困難な状況の中で、言語の多様性という謎に初めて一つの説明を与えたのは、チョムスキーの生成文法理論であった。『種の起原』から百年後のことである。チョムスキーは、単語ではなく文の構造に着目した。そして、人間の言葉には、文の構造に一定の文法規則があり、それが多様に変形されうることを明らかにした。多様性の中から本質を見抜く力は、偉大な科学者に与えられた天分である。多様性の中に規則性を発見したという意味で、チョムスキーはダーウィンと同じくらいに決定的な革命を、しかもダーウィンとは違った意味において成し遂げたのである。

文法とは何か―普遍文法

「文法」とは、『広辞苑（第五版）』によると、次の三つが最初に挙げられている。

【1a】一つの言語を構成する語・句・文などの形態・機能・解釈やそれらに加えられる操作についての規則。

【1b】言語研究における統語論・形態論・意味論・音韻論の総称。言葉の規則体系全般の研究。

【1c】特に生成文法理論で、話し手が脳の中に持っている、当該言語のすべての文法的な文を生成する規則や原理の体系、およびそれを一定の記号で記述したもの。

【1a】は、一般的に使われる文法の意味に近い。例えば、英文法で、「三人称・単数・現在」の規則動詞にsがつくのが、文法の規則であることは確かである。日本語の文法でも、「五段活用」などを学校で教えられる。実は、学校で教わる文法や、参考書に出てくる文法は、氷山の一角でしかないのだ（次項参照）。【1b】については、第3章で説明した。【1c】は、チョムスキーの理論であり、人間の言語すべてに共通のものなので、「普遍文法（universal grammar, UG)」と呼ばれている。日本語で書かれた生成文法の入門書として、井上和子氏らの本[9]や郡司隆男氏の本[10]があり、チョムスキーの理論体系をコンパクトにまとめた辞典も編纂されている[11、12]。

なぜ英語がうまくならないか

ネイティブ・スピーカー（母語の話者）は気づいていないのに、くわしく調べてみると確かに一定の規則に従っている場合が無数に存在する。その多くはほとんど説明がつかないので、文法書にも書けないわけだ。英文法の教科書をいくら完全にマスターしても英語がうまく話せるようにならないのは、むしろ当然である。

英語の冠詞の使い方は、その典型的な例である。数えられる名詞の前にaやanを使い、「その」という特定の名詞を指すときにtheを使い分けるという規則は、学校で教わるのだが、実際に英語の文章を読んでみると、それほど単純ではない。例えば、冠詞をつけない場合がなぜそうなるかを説明するのは難しい。なぜtheではなくてaを使うのかをネイティブ・スピーカーに聞いてみても、説明のしようがないと言われてしまう場合が多い。

つまり、日本語に対応するものがない文法は、使いこなすのがたいへんである。日本語では、単数・複数の違いで動詞が活用変化することがないので、頭では理解していても、いざ

口に出すとなると、数が一致せずに、

【2】*A friend of mine go to school.

のようになってしまう間違いが圧倒的に多い（正しくは、goes to school）。それから、be動詞は「～です」の意味だと覚えてしまうと、「あなたの好きなスポーツは何ですか？」と聞かれて、「僕はテニスです」と答えたつもりで、

【3】I am a tennis.

とやってしまう（文法はよいが、意味がおかしい）。英語が苦手な人が多いのは、「英文法」と実際の英会話にギャップが大きいことに原因があるかもしれない。うまく話せないのが言語学的にも当たり前だと思って始めれば、だいぶ気が楽になるのではないだろうか。

音韻の規則

次の日本語の例を声に出して読んでみよう。ただし、一歩は将棋の「いっぷ」でなく「い

っぽ」と読むことにする。

【4】一歩、二歩、三歩、四歩、五歩、六歩、七歩、八歩、九歩、十歩

若干のバリエーションはあるが、「歩」の発音が共通語では、

【5】いっぽ、にほ、さんぽ（ぼ）、よんほ、ごほ、ろっぽ、ななほ、はっぽ、きゅうほ、じゅっぽ

のように変化する。こうした音の変化に、簡単にわかる法則はないようである。それでは、一つ一つを記憶しているのだろうか。そこで、「歩」を「匹」と入れ替えて読んでみよう。

【6】いっぴき、にひき、さんびき、よんひき、ごひき、ろっぴき、ななひき、はっぴき、きゅうひき、じゅっぴき

「っ」という促音便への変化（促音化）、「ぱ行」や「ば行」への変化は、「歩」とよく似た

変化の法則に従うことがわかる。その他にも、「班」、「分」、「遍」、「本」などに数詞をつけて試してみると、「は行」の前に数詞がくる場合の読み方が、いずれも同様の変化をすることが理解できるだろう。さらに、「回」、「歳」、「体」などのように、無声音の前に数詞がくるときも、同様に一、八、十に続くときに促音化する。しかし、「群」、「次」、「台」などの有声音の前に数詞がくるときは、促音化が起こらない。有声音の前で促音化する例は、外来語（「バッグ」など）や口語（「すっごい」）を除けば少ない。

これは、疑いなく音韻学上の規則である。しかも、日本語を母語とする限り、無意識的に使っている規則なのである。日本語を母語としない人に、なぜそうなるのかと聞かれたら、「習慣だから」としか答えようがない。これをすべて意識的に覚えなくてはならないとしたら、たいへんだろう。また、この規則に従わないで、「にっぽ」や「にっぴき」などと言われたら、何を言っているのか理解できなくなってしまう。

また、「日本」は「にほん」と「にっぽん」のどちらも正しい読みだが、「にっぽん」の方が少し古いらしい。NHKのアナウンサーが、「にほん」と「にっぽん」の両方を使ったため、どちらかに統一するようにと注意されたことがあったそうだ。しかし、「二本」は「にほん」であって、「にっぽん」とは読まない。日本の場合、「にち・ほん」がつまって「にっぽん」と考えれば、「二本」との違いを説明できる。しかし、「しち・ほん」がつまって「しっぽん」となるわけではないので、規則はもう少し複雑である。

このように、言語は、膨大な数の無意識的な文法や規則に従ってできあがっている。外国語を身につけるには、理屈抜きにこれらの規則を頭に入れる必要がある。外国語が達者の人は、必ずしも一般の記憶力がよいとは限らない。むしろ、このような無意識的な規則を、「無意識的」にそのまま覚えられるようなセンスのよさが大事なのであろう。もっとも人間的な能力の一つである言語が、努力によって力業で習得できるものではない、というところに、言語の奥の深さがある。

語順の文法

文の中で単語を並べるときの「語順」は、第2章で説明したように、言語のもっとも本質的な文法の一つである。文法の法則は、いくつかの「パラメーター（parameters）」をとることで、言語によって多様に変化する。つまり、言語によって語順が違うことは常識だが、その違いに規則があるのだ。

ここで、具体的に文の語順を考えてみよう。主語（subject）をS、動詞（verb）をV、目的語（object）をOと表すことにすると、理論的な並べ方は六通りある。日本語や朝鮮語では文の動詞が平叙文の文末に置かれるので、ＳＯＶの語順が基本である。日本語では、例えば

「花子を太郎は好きだ」のように、目的語が文の先頭にきてもよいのだが、ＯＳＶを基本の語順と見なすことはない。それは、「とても速く太郎は走る」と同じで、強調して話題にしたい単語を文頭へ移動させる現象の一つと考えられるからである。ＳＯＶからＯＳＶへの変形は、生成文法理論で、「かき混ぜ（scrambling）」と呼ばれている。ＯＳＶが基本の語順だと認められている言語は、今のところ一つもない。

英語や中国語の平叙文では、動詞が主語の次に置かれるので、ＳＶＯである。ドイツ語の場合、従属節（〜のとき、〜ならば、など）ではＳＯＶだが、主文では常に二番目の位置に動詞がきて（Ｖ２現象と言う）、ＳＶＯやＯＶＳが可能になる。さらにドイツ語の疑問文では、動詞が文の先頭にきて、ＶＳＯになる。こうなってくると、どれが基本の語順かを決めるのが難しいが、Ｖ２現象や疑問文は、変形の操作と見なせるので、ＳＯＶを基本の語順と見なすのが一般的である。(13)

さらに、ウェールズ語ではＶＳＯ、マダガスカル語ではＶＯＳというように、数は圧倒的に少ないが、動詞が文の先頭にくるのが基本の言語もある。ハンガリー語では、六通りすべての語順が可能だというから、面白い。統計的には、ＳがＯより前にくる頻度と、ＯがＶの隣にくる頻度が、はるかに高いことが知られている。

こうした語順のパターンが、文法のパラメーターにあたるわけで、個別の言語ごとに決まっている。語順については寛容なハンガリー語でも、形容詞や前置詞まで勝手に並べるわけにはいかない。そもそも文の中に語順が存在すること自体が、人間の言葉のもっともユニークな特徴であり、普遍的な法則である。言い換えれば、人間の言語で語順を持たないものは存在しない。

言語の理想化

チョムスキー以前の言語学では、文法とは言語データから帰納的に導かれた規則にすぎなかった。ところが、チョムスキーが提唱した生成文法とは、演繹的にあらゆる文を生成することができる規則の集まりである。生成文法は、話し手や聞き手のモデルではなく、実際の言語使用の基礎を与えるような、「言語知識」に関するモデルである。つまり、完璧な母語の使用者がいて、文法的に正しいかどうかを判断できるという理想化を行う。現実に言い間違いをしない人はいないだろうが、それは問題ではない。

この点は、物理学で力学のはじめに出てくる、「質点」の考え方によく似ている。例えば、鉛筆を放り投げたときと、新聞紙を投げたときでは、描く軌跡は全く異なる。そこで、まず空気がないとして、空気抵抗というじゃまなものを除くという理想化を行う。それでも、鉛筆のように大きさがあると回転するだろうし、新聞紙のように柔らかいと変形するだろう。

そこで、どちらも重心の一点（質点）に重さが集中していると仮定する。そうすると、投げ方が一定である限り、物体の種類や重さの違いにかかわらず、常に同じ放物線の軌跡を描くようになる。もし、このような理想化をしなかったら、慣性や自由落下の法則、そして万有引力の法則は、発見されていなかっただろう。ガリレイ以前には、いろいろな物体を投げてはその軌跡を丹念に記録して分類した人がいたことだろう。

サイエンスにおいては、必要な抽象化と理想化をしなければ、本質が見えにくい。言語の脳科学も同様である。母語の使用者を理想化するのと同時に、対象となる言語の範囲を狭めなければならない。

言語の中心的問題

チョムスキーによれば、言語の研究の中心的な問題は、次の四つである。(14)

【問題一】言語を話し理解することができるときに、私たちはどのような知識をもっているのか。［英語とかスペイン語とか日本語とかの言語を話す人間の心／脳の中には何があるのか］

【問題二】この知識はどのようにして獲得されるのか。［この知識のシステムはどのようにして心／脳の中に形成されるのか」

【問題三】この知識をどのようにして使用するのか。［この知識はどのようにして発話（あるいは筆記などの二次的なシステム）において使用されるのか」

【問題四】この知識の表現、獲得、および使用に関する物理的なメカニズムは何であるのか。

このようにチョムスキーは、最初の三つの問題である言語知識・言語獲得・言語使用の問題を分けて扱うことを主張して、言語知識の理論的研究を集中的に進めていった。その結果として、意味論や語用論は切り捨てられたのである。

チョムスキーに対立する「認知言語学」の立場の学者が、この点を取り上げて生成文法理論を攻撃したり、文法理論を全く無視したりしている[15]。意味論や語用論を扱わないからチョムスキーは間違っている、という批判は、空気抵抗を切り捨てて、飛行機を飛ばすための問題を扱わないからニュートン（Sir I. Newton　一六四二～一七二七）は間違っている、と言うようなものである。後にスイスのベルヌーイ（D. Bernoulli　一七〇〇～八二）が、空気抵抗の研究を始めて流体力学の基礎を築いたが、ニュートン力学を否定したわけではない。

チョムスキー批判に答える

第3章で説明した認知言語学のような「○○言語学」は、チョムスキーの理論は古いと主張する。心理学の立場を強調する「心理言語学」もまた、言語使用を説明しようとしない文法理論は心理学的に不当であり不完全だと主張するが、[16]これまた本末転倒の議論である。チョムスキー批判の論拠の多くは、行動主義（第2章）や認知言語学（第3章）に基づいている。つまり、チョムスキーの理論は古い、という主張そのものが古いのだ。認知言語学や心理言語学が正当派言語学と袂を分かっている現状は、科学の進歩と逆行していると言えよう。

田中克彦氏の著書『言語学とは何か』[17]には、「チョムスキーの理論的根拠を正当化するために、十七世紀の普遍文法が持ち出されてきた」とある。しかし、チョムスキーは、単に普遍性のアイディアを出した過去の文献を正しく引用しただけであって、三百年前の理論へ戻れと主張したのではない。プラトンの言語論やデモクリトス（Dēmokritos）の原子論のように、古代ギリシャの思想が現代の言語学や物理学の源流となっているからといって、誰もギリシャ時代へ戻れとは言っていない。田中氏は、「チョムスキーの生成文法では、論理学までがいの文法用語が無造作に用いられている」とか、「チョムスキーの文法理論を考えるときには、かならずウォーフの研究成果と重ねて考えあわすべきであろう」といった一方的な主張とともに、「意味こそが、言語の目的である」として、社会言語学やソビエト言語学へと向かっている。

一方、脳科学の立場からもチョムスキー批判がある。[18] 言語知識を、単語や文などのシンボルとそれについての論理計算と見なす考えを、「古ぼけた人工知能研究のような古典的計算主義」と呼び、「なぜ生成文法研究と非侵襲《ひしんしゅう》脳活動計測を単純に組み合わせるだけでは、言語の脳研究となりえないのか」、という批判は痛烈で急進的である。しかし、生成文法やシンボル表現を使わない、一見「新しい」アプローチ（第8章で説明するコネクショニスト・アプローチ）が、言語研究の突破口どころか、すでに行き詰まりを見せている現状を、正しく認識しなくてはならない。統計学習だけで言語獲得が説明できるという安易な考えは、行動主義への逆戻りにすぎず、言語の本質を無視した一般論でしかない。チョムスキーを批判し、これに替わる新しいアプローチがあるというならば、プラトンの問題をいかに解決するかを明らかにすべきである。一方、神経回路や神経計算原理のレベルで、ヒトとサルとの間に不連続がないと見なす根拠の一つがミラー・ニューロンだと言うのだが、この現象が言語の問題と直接関係がないことは、すでに第2章で説明した。

それから、第5章でくわしく述べるが、確かに「非侵襲脳活動計測（脳機能イメージング）」では、ニューロンのレベルから神経計算原理を明らかにすることは難しい。しかし、「特定の脳部位でのニューロンの発火パターンから、情報表現や情報処理を知ることなしには、高次の視覚野や運動野の存在も知り得ない」、という議論は誤りである。実際、脳機能イメージングをうまく使えば（第9章と第10章）、低次の言語処理に関係する領野から、高次の言語処理を司る領野を分離することは、十分可能である。さらに、脳機能イメージングによって、第3章で説明した言語の領域固有性を証明することについても、私の研究室で最初の手がかりが得られつつある。

生成文法研究と非侵襲脳活動計測を、「単純に」組み合わせるだけでは、言語の脳研究とならないかもしれないが、これを「巧みに」組み合わせることで、言語の脳科学の突破口になるのではないかと考えている。

私は、あらゆるチョムスキー批判を謙虚に受けとめたうえで、実証的に言語の脳研究を進めていきたいと考えている。言語の脳科学に、「○○主義」は必要ない。実証的に否定されれば、現在の仮説を取り下げ、新しい仮説を作るだけであり、これがサイエンスの基本であろう。

言語獲得装置

まわりの話し声を聞き取ったり、手話を見たりする能力がある限り、子どもが言語を獲得することなしに成長することは、ほとんど起こり得ない。また、森の奥深くでどんなに原始的な生活を続けている部族があったとしても、言語をまだ持っていないなどということはあり得ないだろう。人間が話すことは本能であって、創造的な学習や文化の産物として生まれたものではない。

チョムスキーは、人間である限り生得的に備わった言語能力が存在すると考えた。脳に「言語獲得装置（language acquisition device, LAD）」があると仮定することで、プラトンの問題に説明を与えることができる。この言語獲得装置の持つ規則を言語学的に記述したものが、普遍文法である。言い換えると、ヒトの言語には、普遍的な文法の原理が本能として備わっていると考えられる。普遍文法に対して、実際に母語（日本語や英語といった個別言語）を話すときに用いている文法のことを個別文法と呼ぶが、個別文法は普遍文法よりも具体的になっている。言語獲得装置とは、個別言語のデータを入力として、個別文法を出力とする装置である（図4－2）。言語獲得装置は、あくまで言語の獲得に限られる特殊なメカニズムである。

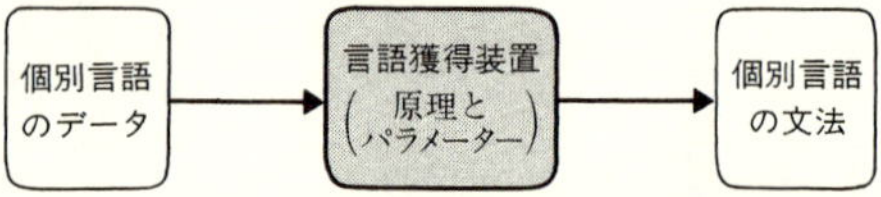

図4－2　言語獲得のモデル

原理とパラメーター

実際にわれわれが話す言語が多種多様に見えるのは、普遍文法のパラメーターに自由度があるためである。言語獲得とは、生得的に持っている言語の「原理（principles）」に基づきながら、母語に合わせてパラメーターを固定していく過程（「パラメーター・セッティング」と言う）と見なせる。例えば、日本語では、lとrの音を区別するというパラメーターは必要ないが、英語では必要である。言語が生得的・本能的・普遍的であるならば、言語は基本的に決定論で決まるということになる。原理の部分は遺伝的に脳の神経回路網として決定されており、残りのパラメーターの部分は環境によって決定される。

普遍文法の研究は、異なる言語を比較して普遍的な文法規則を見つけるのではなく、一つの言語（英語）に集中し、文法に従う文とそうでない文とを区別するための原理・原則の体系を深めていく方向で発展してきた。もちろん、その文法体系は、その後日本語を含め、さまざまな言語のデータで例外のないことがチェックされている。チョムスキーは、その細部に至るまで目配りを怠っていない。

このように、言語学では、データから理論を作り上げる過程を追える。ある仮定はどのようなデータを説明するために必要となるのか、どのようなデータのために理論を修正する必要が出てくるのか、ということを、数学のように明快に分析できる。文の文法構造を調べることをパーシング（parsing）と言うが、これはまさに「分析」という意味でもある。

その結果明らかになってきたのは、普遍文法の原理は、非常に抽象的だということである。

このように抽象的な普遍文法の知識を、そのまま幼児に教えることなどできない相談だろう。実際、言葉を覚えたての幼児に、主語と述語の区別を教える親がいるだろうか。それにもかかわらず、幼児は普遍文法に従った文を話すようになる。それはなぜか。

普遍文法は、少なくともその一部分が生まれつき備わっている、と考える必要がある。普遍文法の残りの部分は、ちょうど発生のためにプログラムされた遺伝子が発現していくように、成長の過程で決められていく。言語知識が生得的であるならば、普遍的であることの説明がつく。

言語の法則

試みに、ニュートンの運動の法則にならって、普遍文法の原理となるような「言語の法則」を作ってみよう。

まず、必要な概念の定義を行う。

【定義一】形態素（第3章）とは、特定の意味を持つように有限の数の要素（音素）を組み合わせた最小のまとまりである。名詞や動詞は、形態素の一例である。

【定義二】句（phrase）とは、名詞や動詞などの一つのみを主要部（head）とする最大のまとまりである。句は主要部以外に別の句や形態素を含むことができる。この定義は、チョムスキーのXバー理論に基づいている。Xは名詞や動詞を代入するパラメーターで、X'（Xバーと読む）はXを主要部とする中間的な句を表わす。

【定義三】文（sentence）とは、対等の関係にある一対の名詞句（主語）と動詞句（述語）が作る最小のまとまりである。この定義は、節（clause）の定義と同じであるが、ここでは文と見なすことにする。主節と従属節からなる複文（例えば、「雪が降る日が待ち遠しい」）は、複数の文からできていると考える。

要素の組合せを変えることで、無限に近い形態素・句・文を作れることがわかるだろう。

【第一法則】形態素・句・文の階層性は、すべての言語に普遍的に存在する。

【第二法則】文を構成する句の順序や、句の中での語順には、一定の文法規則が存在する。この規則は、それぞれの言語が持つパラメーターによって決められる。

【第三法則】人間の脳は、有限個の言語データを入力としてその言語が持つパラメーターを決定するための、言語獲得装置を備えている。

これらの三法則は、本書で解説している経験的事実に基づいている。法則自体を証明することは、必ずしもサイエンスの目的ではない。法則をもとにして、いろいろな現象を説明できれば、その法則は役に立ったと言えるし、現象と合わなければ、修正を受けることになる。ニュートンの万有引力の法則も、アインシュタインの一般相対性理論が現れて、はじめて説明できることになった。そもそも言語にはこのような法則性がある、ということを言語の脳科学の出発点としよう。

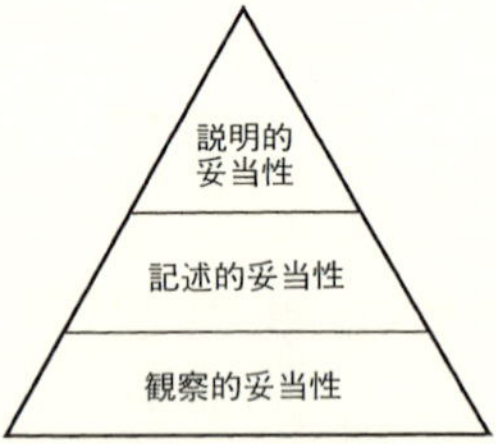

図4－3　言語理論の階層性

言語理論の階層性

チョムスキーは、文法理論には、三つの階層性があると考えた（図4－3）。第一のレベルは、「観察的妥当性」であり、ある言語で観察される文が文法的であるかどうかを、明示的に区別できるような理論を指す。ただし、文法的かどうかの判断は、その言語を母語とする話者の直感に頼っており、客観的な評価は要求されない。この点は、いったん言語学の外に出ると、大問題となる。例えば、自然言語処理の研究で計算機に文を生成させる場合、作り出された文が文法的かどうかを、計算機自身に判断させる必要が出てくるからである。

第二のレベルは、「記述的妥当性」であり、ある文が文法的かどうかだけでなく、理想的な母語話者の言語知識に関する直感を、正しく記述できるような理論を指す。

第三のレベルは、「説明的妥当性」であり、いくつかの記述的妥当な文法の中から、話者が実際に獲得している文法を選び出して、どうやってそのような直感を獲得したのか（つまり言語獲得）を説明できるような理論を指す。言語理論が説明的妥当性を持つためには、最終的には言語の脳機能の実体がわからなければならないと私は考える。

チョムスキーの最新理論

言語機能の解明は、脳科学の中でも最後に残された未知の領域であり、これまでのさまざまな試みにもかかわらず、言語学にインパクトを与えるような脳科学の発見はまだない。MITのオニール（W. O'Neil）は、「脳科学が言語学の知見を実証するというのは誤りで、言語がどのように表現されるかという問題は、言語学者と脳科学者の共通の仕事なのだ」と述べている。

チョムスキーは、一九九〇年代になって、それまでの普遍文法の枠組みをさらに推し進めて、文法の基本デザインが、できるだけ単純（経済的）で、しかも最小になるという原理

（ミニマリティ、極小性）に基づいて、言語学の体系をまとめようと試みた。これが「ミニマリスト」と呼ばれるチョムスキーの最新理論である。人間の言葉が普遍的な法則に従っているのは、たくさんの可能な文法体系の中から、ミニマリティに基づくものだけが選ばれたためだと考える。この考えは言語の究極の理論なのではなく、そのような理論体系の構築を目指した計画（プログラム）であるので、チョムスキーは「ミニマリスト・プログラム」と名づけた。[19] 実際にはとても難解な内容であるが、日本語で書かれた解説書もすでにいくつか出版されている。[20][21]

このアプローチは、理論物理学の体系をモデルにして、言語学をサイエンスとして確立するための重要な進歩である。二十世紀の物理学は、理論物理学と実験物理学の見事な融合によって、たくさんの発見をもたらした。素粒子物理学はその典型的な例であり、湯川秀樹（一九〇七〜八一）の「中間子理論」は、実験的に宇宙線の中からパイ中間子が見つけられたことで、証明されたのである。言語学と脳科学の関係は、この物理学の関係とよく似ている。言語学は言語の法則に関する理論を提供し、脳科学は言語のシステムの仕組みを実験的に明らかにする。しかも、両者の関係は両方向になり得る。言語学の理論的予想が脳科学によって実証され、脳科学が見つけた言語の現象に、言語学が説明を与える。こうなることが近い将来の理想である。少なくともこれからの研究者には、言語学と脳科学が互いに協調しなくては最終的な理論には到達しない、という認識が生まれてくるだろう。

●引用文献

（1）N・チョムスキー（井上和子他訳）『ことばと認識―文法からみた人間知性』大修館書店（1984）

（2）R. H. Robins, *A Short History of Linguistics*, 3rd Edition, Longman（1990）

（3）安本美典『言語の科学―日本語の起源をたずねる』朝倉書店（1995）

（4）Z. S. Harris, "Co-occurrence and transformation in linguistic structure", *Language*, 33, 283-340（1957）

（5）R・E・アシャー、C・モーズレイ（編）（福井正子訳）『世界民族言語地図』東洋書林（2000）

（6）B・コムリー他（編）（片田房訳）『世界言語文化図鑑―世界の言語の起源と伝播』東洋書林（1999）

（7）D・ネトル、S・ロメイン（島村宣男訳）『消えゆく言語たち―失われることば、失われる世界』新曜社（2001）

（8）B・コムリー（松本克己、山本秀樹訳）『言語普遍性と言語類型論―統語論と形態論』ひつじ書房（1992）

（9）井上和子、原田かづ子、阿部泰明『生成言語学入門』大修館書店（1999）

（10）郡司隆男『自然言語』日本評論社（1994）

（11）原口庄輔、中村捷（編）『チョムスキー理論辞典』研究社出版（1992）

（12）安藤貞雄、小野隆啓『生成文法用語辞典―チョムスキー理論の最新情報』大修館書店（1993）

（13）吉田光演他『現代ドイツ言語学入門―生成・認知・類型のアプローチから』大修館書店（2001）

（14）N・チョムスキー（田窪行則、郡司隆男訳）『言語と知識―マナグア講義録（言語学編）』産業図書（1989）

(15) J. R. Taylor, *Linguistic Categorization : Prototypes in Linguistic Theory*, 2nd Edition, Oxford University Press (1995)

(16) D・D・スタインバーグ（竹中龍範、山田純訳）『心理言語学への招待』大修館書店（1995）

(17) 田中克彦『言語学とは何か』岩波新書（1993）

(18) 川人光男、銅谷賢治、春野雅彦「言語に迫るための条件」科学 **70**, 381–387（2000）

(19) N・チョムスキー（外池滋生、大石正幸監訳）『ミニマリスト・プログラム』翔泳社（1998）

(20) 福井直樹『自然科学としての言語学—生成文法とは何か』大修館書店（2001）

(21) 中村捷、金子義明、菊池朗『生成文法の新展開—ミニマリスト・プログラム』研究社（2001）

(22) D. Nettle, "Explaining global patterns of language diversity", *Journal of Anthropological Archaeology*, 17, 354–374 (1998)

How the Brain Creates Language

第5章

言語の脳科学

言語はどのようにして調べられるか

科学研究とは、人間の行動も含めたすべてのできごとが自然法則によって決定されているという仮定に基づいているのです。(学生に宛てた書簡より)
——アルバート・アインシュタイン　Albert Einstein(1936年)

脳の決定論

動物は、遺伝子によって、体の形だけでなく行動の特徴までが決められている。多くの人にとって、これは驚きだろう。この考えは、一九七〇年代初めにアメリカのベンザー（S. Benzer）やブレンナー（S. Brenner）らとともに行動遺伝学の基礎を築いた、堀田凱樹《よしき》氏の卓見であった[1]。堀田氏は、行動に異常を起こすショウジョウバエの遺伝子を見つけて、遺伝子から脳、そして行動に至る因果関係の存在を明らかにした[2]。遺伝子が神経の回路網を決定し、その構造に基づいて、脳の機能である行動が決定される。これが脳の決定論である。「遺伝子―脳―行動」という連鎖を、「堀田のドグマ」と呼ぶことにしよう（図5－1）。

脳から決定される人間の行動は、心理学の経験則だけではなく、精緻な論理的予想や数理モデルによって明らかになるものと期待されるが、実際には難しい。しかも、人間行動のモデルは要求水準が高く、単純化したモデルではすぐに「現実的ではない」とはねつけられてしまう。その一方で、「おみくじ」や比較的単純な占いも廃れることはないし、血液型によって性格が決まっていることを信じて疑わない人があまりに多いのはなぜだろうか。天気予報や地震予知と同じように、人間の行動も未来の予測が難しいのだが、そこに何らかの因果関係を求めたくなるのが人の常なのだろう。

しかし、天気予報や地震予知が難しいのは、次の状態を決定する要因がたくさんあって、そのすべてがわかっているわけではないことと、その要因のいくつかは確率的な振る舞いをするからである。物理の統計力学が示すように、確率的な過程を支配する自然法則が常に存在することを考えれば、天気や地震などの自然現象と同じように、人間の行動にも因果律的な法則が存在することにも納得がいくであろう。

堀田のドグマは、行動だけでなく、心の機能を含めた脳機能全般について、普遍的に成り立つと考えられる。すると、言葉を使う人間の心がユニークであるのは、人間の脳に秘密があるわけで、そのメカニズムは、やはり遺伝子によって決められることになる。言語が人間という種に固有な能力なのも、遺伝的に言語が決定されていることを示している。「遺伝子―脳―言語」という認識が、言語の脳科学の前提である。

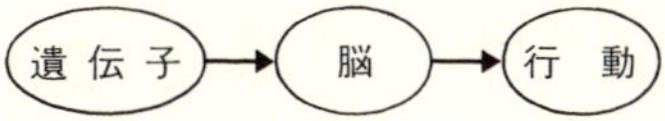

図5－1　堀田のドグマ

言語の脳科学へ向けて

伊藤正男氏は、「言語の脳科学への誘い」という文章の中で、次のように述べている[3]（要約）。

「現在、国の規模で組織的、計画的に推進されようとしている脳科学にとって、言語の問題が大きな試金石ともいうべき意義を持つ。21世紀における脳科学の道程では、言語の問題が人間の心に至る次のコーナーである」

「言語の問題は脳科学にとって方法論的、技術論的にも大きな困難を包蔵している。言語機能の研究は人間についてしかできないという大きな制約がある。脳の中にあるのは精緻な神経回路網とそれを組み合わせた神経システムであるから、特殊な回路網構造として、あるいはシステム構造として何か言語知識の構造に対応するものが脳の中になくてはならないとは誰しも考えることであろう。しかし、分子・細胞レベルで言語野の研究を遂行する技術も方法論もまだない現状では、それを実験的に調べることは至難である」

「かくして、言語学と脳科学の関係は近付きそうで近付けぬディレンマに陥っているのに、言語機能の脳科学をなぜそこまでむきになって推進しようとするのだろうか。どんな成果を期待するのだろうか。それは、言語の問題が脳科学にとっての挑戦だからであるというのが私の答えである。主観の世界ぎりぎりまで、つまり現代科学の限界まで詰め寄るには言語機能の問題が解決できなければならない。現在は言語学がリードしているが、今度は脳科学がリードすべき機会ではないのだろうか。脳科学の新しい領域がこのように開けようとするとき、若い日本の研究者がこの領域に勇敢に参入してきてほしいものである」

言語の脳科学を目指す研究者は、この伊藤氏の言葉で奮い立ってほしい。

脳科学における言語の位置づけ

伝統的な学問体系では、脳・心・言語の研究は、それぞれ主に生理学・心理学・言語学に分けられている。大学教育でも、生理学と心理学は、それぞれ医学部と文学部に分かれており、言語学は、文科系の学問として、文学部（特に英文科）で扱われている。研究の場では、このような枠組みはすでに大きく変わりつつあり、心の脳機能を調べるようなアプローチでは、心理学と脳科学がすでに融合している。心理学の中には、従来からサイエンスの手法を使う部分があったが、心理学の守備範囲は広くて、まだサイエンスに入っていない部分もある。

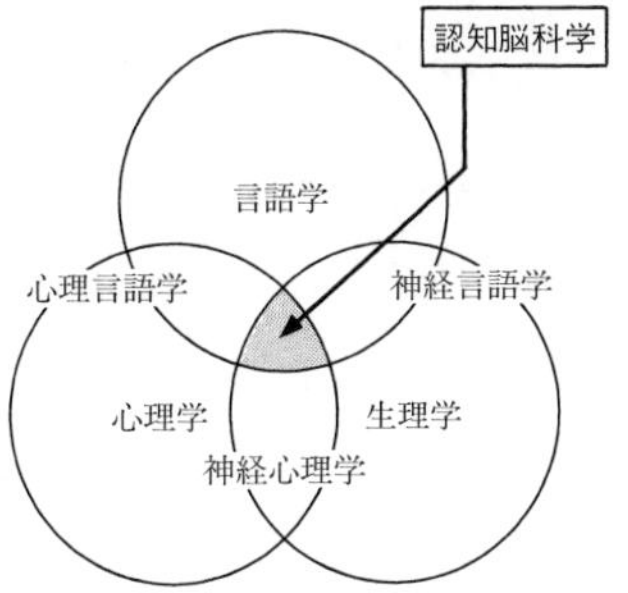

図5－2　現在の認知脳科学の位置づけ

図5－2のように、生理学・心理学・言語学は部分的に重なり合っており、神経心理学（neuropsychology）、神経言語学（neurolinguistics）、心理言語学（psycholinguistics）は境界領域の分野とされ、脳・心・言語を総合的に扱う認知脳科学は、これら三つの接点に位置しているのが現状である。しかし研究

の対象が九ページの図1－2のような構造であるなら、学問の体系もその構造に従うのが当然である。つまり、生理学は心理学の基礎となる学問であり、心理学は言語学の基礎となる学問として位置づけられなくてはならない。また、言語が脳の機能としてどのような制約を受けているのかを明らかにしていくためには、このような視点が大切である。

これまで心理学や言語学が文系で、生理学が理系であった背景には、「心は特別なものであって、脳細胞と心とのあいだには、越えがたい一線がある」という根強い考えがあるためではないか。確かに、「脳の活動」という客観的な変化が、「心のはたらき」という主観的な経験を生み出すのは、たいへん不思議なことだ。この主観と客観を結びつける「仕組み」は存在するのか、もし存在するのならばそれは何か、という問題は、哲学でも議論されてきた。第1章で説明した「言語化」のはたらきは、主観的な経験を客観的に表現する高次の仕組みである。脳から心へ、そして言語に至ることで、客観―主観―客観というサイクルが実現することになる。その意味でも、脳と言語の結びつきは重要である。

物理学との境界領域

物理学はサイエンスの基礎であるので、生命や心の研究とも接点を持っており、それぞれの境界領域に新しい学問を生み出してきた。物理学（physics）と生理学・生物学（biology）との境界領域は、生物物理学（bio＋physics, biophysics）と呼ばれている。生物物理では、タンパク質などの生体高分子や、筋肉の収縮メカニズムなどの研究が主流で、脳神経の研究が占める割合は意外なほど小さい。また、物理学と心理学（psychology）との境界領域は、心理物理学（psycho＋physics, psychophysics）と呼ばれており、十九世紀のドイツのヘルムホルツ（H. von Helmholtz　一八二一〜九四）による聴覚の研究をはじめ、視覚刺激（明るさ、色、形、動きなど）に対する知覚反応の測定を中心に進歩してきた。

そこで、物理学と言語学（linguistics, philology）との境界領域は、「言語物理学（philo＋physics, philophysics）」とでも呼ぶべきであろうが、この言葉がこれまで使われたことは恐らくないだろう。学問の精神としては「言語物理」を目指しながら、物理学の手法による脳機能の計測を基礎として、言語の脳科学を生み出すための努力が必要だと考える。

物理学から言語学へ

言語の脳科学と一口に言っても、物理学から言語学までの広い分野をカバーする、もしくはしなくてはならない学問だと言える。言語の脳科学を構成するのは、物理学・情報科学・生理学・神経科学・心理学・哲学・言語学などの認知脳科学の分野である（図5-3）。

物理学は、生理学の基礎となる学問であるのはもちろんのこと、第9章で述べるような脳

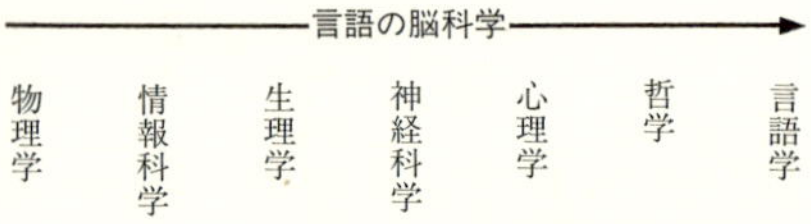

図5－3　物理学から言語学へ

機能計測では、生体物質の物理的特性に関する知識や、精密な測定技術が必要とされる。情報科学では、第8章で紹介するようなニューラルネットや、ビジョン（視覚情報処理）・自然言語処理・知識工学の三つを柱とする「人工知能（artificial intelligence, AI）」の研究が関係している。ニューラルネットは神経回路のモデルであり、生理学で扱う実際の脳の素子、ニューロンの人工的なモデルを考え、それを組み上げてどのように動作するかを探求する。その意味で、情報科学は物理学と生理学の接点である。生理学というのはニューロンだけを相手にしているわけではなく、もっと裾野の広い学問で、例えば筋肉のはたらきも含めた身体のはたらきをすべて扱っている。神経に対象を絞った神経科学が生理学との接点になる。さらに心のはたらきを解明するために、神経科学が心理学へとつながっていく。

そして、哲学や言語学がその先にある。哲学は多くの人が心理学と同様に文系だと思うかもしれないが、心理学でよくわかっていなかった意識の問題に初めて取り組み始めたのは哲学である。アメリカのデネット（D. C. Dennett）をはじめとする哲学者たちが意識の問題に関心を持って議論し始めて、心理学と哲学との境界のような分野が生まれてきた。それが刺激になって、最近は脳科学でも意識の問題がどこまでサイエンスになるかと考え始めている。

また、言語学は、いろいろな心の問題の中でも、もっとも核心にある言語を対象としてきた。言語の脳科学を目指すためには、脳機能計測から自然言語処理・神経心理学・言語学までの、幅広い知識と手法を駆使することが必須である。これまでのサイエンスは、そのうちのどれか一つにスポットを当てればよかったわけだが、言語に関しては、言語だけ見ていればいいかというとそうはいかない。情報処理はどうなっている、ニューラルネットではどうなっている、脳ではどうか、ということに遡って、積み上げて考えていかなくてはならない。このような認知脳科学の横断的なアプローチを結集し、言語研究を中心とした新分野を開拓していくことを目標として、物理学から脳科学、そして言語学への橋渡しを目指したい。(4)

物質と精神

湯川秀樹の「物質と精神」という文章に、次のような一節がある。(5)

「物質から精神への路《みち》、これが自然科学が現に辿《たど》りつつある路である。それは実に長い路である。いつになったら全通するかわからない。物質の側からは物理学や化学が、精神の側からは心理学が、そしてその途中には生物学や生理学がそれぞれの路を開拓した。しかしそれらの中間にはまだまだ広大な未踏の荒野がある。われわれはさらに多くの実証的な事実を蓄積せねばならぬ。そしてその底を貫く法則を見いださねばならぬ。われわれの求めているのは、客観的な——したがってまた相対的・概念的たらざるを得ない——知識である」

MITのミンスキー（M. Minsky）も、心理学が物理学と同じように単純かつ厳密な学問になるという夢を、現実と混同すべきではない、と戒めている。(6)

言語の客観性

すでに述べたように、脳科学は医学部、言語学は文学部、という分類はもう古い。現在物理をやっている人も、どんどん脳や言語に挑戦してほしい。私が言語を研究の対象として本格的に取り組み始めたのは、MITの言語・哲学科にいたときである。そこで言語学を学ぶうちに、言語学は実に物理学のアプローチと似ていると確信するようになった。できるだけ少ない文法規則（法則）を見つけて、さまざまな言葉の現象を説明しようとする、言語学の演繹的な方法論は、物理学そのものである。

文学は主観的な要素が強いかもしれないが、媒体となる言語そのものは、極めて客観的である。むしろ、客観的であるがゆえに、言葉を通して多くの人と意思の疎通がはかれるのだろう。それは、物質―心―言語というサイエンスの対象が、客観―主観―客観というサイクルに従っていると考えれば、自然なことなのである。物質の側と言語の側の両方が客観ならば、その両方から進んで行けば、一方だけよりも早く心にたどり着けるかもしれない。

言語の脳研究の現状と課題

言語という困難な問題に挑むための研究体制は、日本のみならず、欧米においてもまだ整っていないのが実状である。脳研究を推進してきた神経科学者の多くは、近年の言語学の成果に関する知識が乏しい。一方で、言語の脳研究の重要性を認識している言語学者は限られている。

言語に関する限り、ただ一つの手法だけで明らかにできることには、さまざまな問題点や限界があるから、複数のアプローチを組み合わせなければ、この壁を突破することはできない。また、言語の核心となる問題が絞り込まれていなければ、一点集中型の研究で全容を解明するのは難しいだろう。多角的に、そして言語とそれ以外の認知機能をうまく対比させながら、言語のユニークな性質を明らかにしていく努力も必要である。

最近の欧米の「言語学（linguistics）」の入門にあたる教科書を見ると、終わりの方の一章は、脳科学との関連が解説されているものが多い。日本では、まだこのような言語学の教科書は見当たらず、研究と教育の両方で遅れをとっている。言語が脳のはたらきとして広く受け入れられるまでには、地道な研究の積み重ねが必要であるが、その成果はきっと若い科学者を魅了するだろう。

言語の脳科学の四つの柱

そこで、これからの言語の脳科学に必要な四つの柱を提言したい。第一は、言語の現象を体系的に扱う言語学である。言語に見られる法則性を文法理論として体系化することはもちろんのこと、意味や音韻などの言語要素から手話の研究までが、言語学の守備範囲に入る。この点については、第3章と第4章で解説した。また、乳幼児によって言語が獲得される過程を言語学的に解明することも重要である[7]（第12章）。

第二は、言語をコンピューターでモデル化する、工学的アプローチである。理論的な予想に基づいて、言語獲得のモデル化を行うのと同時に、どんな原理をあらかじめ与えなくてはならないか、データをどのように入力したらよいか、といった問題を、人工的なモデルを使った実験によって明らかにすることが期待される（第8章）。乳幼児の代わりに、コンピューターを言語獲得の実験台とするわけである。このような手法は、「自然言語処理（natural language processing）[8]」や「自然言語理解（natural language understanding）[9]」と呼ばれている。

第三は、人間の脳の構造（解剖学）と言語の脳機能（生理学）を調べるアプローチである。言語のいろいろな要素が脳にどのようにマッピングできるか、という問題だけでなく、どんな情報がどのように処理されているかを明らかにする必要がある。

第四は、言語の遺伝的基礎を研究するアプローチである。言語障害の家系調査に基づく遺伝学に加えて、遺伝子発現を調べる分子生物学が必要である。そして、双生児を対象として遺伝因子と環境因子を分離する解析も、強力な手法である。

これら四つの、学際的なアプローチを結集させることこそが、言語の脳機能を解明するうえで、重要な研究戦略になるだろう。脳の構造と機能を基礎としたボトムアップの研究の方向と、文法理論と自然言語処理を基礎としたトップダウンの研究の方向との、融合が重要であろう。

本章では、まず三番目の生理学のアプローチについて考えてみよう。

干渉法と計測法

脳のはたらきを調べる方法は、大きく分けると、「干渉法」と「計測法」の二つにまとめることができる。電気刺激や磁気刺激は、外から刺激を加えて脳の電気活動に干渉させ、感覚や行動がどのように変わったかを調べることで、刺激した場所の機能を推測する、干渉法の例である。動物実験では、脳の一部分を冷やすことで、その機能を一時的に抑える方法があるが、これも干渉法の一つである。

一方、感覚刺激が与えられたり自発的に精神活動を行ったりするときに、脳の電気活動がどのように変わったかを調べることで、変化の起こった場所の機能を推測する方法もある。これが計測法で、電気生理学的な手法と、第9章で紹介するような脳機能イメージングの方法が、広く使われている。計測法はできるだけ脳の本来のはたらきを変えないようにして、自然な脳の反応をとらえようとするが、干渉法は人為的に攪乱《かくらん》を与えることで、黙って観察するだけでは見えないはたらきを引き出そうとする。これは、動物行動学の二つの立場と似ている。人の手を全く加えずに野生動物の観察に徹する研究者がいる一方で、動物を実験室に連れてきて、いろいろな行動課題を試してみるのが好きな研究者もいる。どちらのスタイルがよいとは、一概に言えない。むしろ、二つの方法はお互いに補い合う関係にあるので、脳のような複雑なものを相手にするには、両方とも必要である。

磁気刺激

昔は、電気ショック療法のように電気刺激を治療に使うこともあったが、今ではほとんど使われなくなった。電気刺激を頭の外から加えると、頭皮にある神経筋を直接刺激するため、頭の筋肉が縮んで痛いのが最大の問題である。なお、脳外科の開頭手術で、大脳皮質の表面を電気刺激する方法については、第7章で説明する。どんなに優れた技術でも、傷や痛みを引き起こすもの（侵襲性という）は、人間に使えない。医学上の診断や治療の必要性が、傷や痛みのリスクを上回るときだけに使用が許される。

近年、健常者でも頭の外から安全に脳を刺激する方法が使われるようになった。これは、「経頭蓋的《けいとうがいてき》磁気《じき》刺激《しげき》（transcranial magnetic stimulation）」と呼ばれる方法で、TMSと略される。磁気刺激の場合は、磁場の変化が誘導電流を引き起こし、主に大脳皮質で電流の流れが変わるので、頭の筋肉の収縮を抑えながら刺激できる。それでも、一秒間に数回から数十回といった高頻度の磁気刺激を与えると、てんかん発作を誘発するおそれがあり、国際的なガイドラインが整備されている。数秒に一回の単発ないし二発の磁気刺激は、健常者に対しても問題がないことが確かめられている。単発の磁気刺激では、数ミリメートルの位置情報（空間分解能）と数十ミリ秒（一ミリ秒は一〇〇〇分の一秒）の時間情報（時間分解能）が得られる。

初めて磁気刺激を大脳皮質の運動野に与えて、手指などが動くことを報告したのはイギリスのバーカー（A. T. Barker）らで、一九八五年のことである。その後、一九九一年には、アメリカのパスカル＝レオーネ（A. Pascual-Leone）が高頻度の磁気刺激を左脳に加えると、発話が一時的に止まることを報告した。最近は、低頻度の磁気刺激をパルス的に加えて、文字や図形を見せてから特定のタイミングで起こる変化をとらえる実験が行われている。

頭蓋内記録

大脳皮質の表面や深部から、ニューロンが出す電気信号を直接記録できれば、数十マイクロメートル（一マイクロメートルは一〇〇〇分の一ミリメートル）の空間分解能と数ミリ秒の時間分解能が得られる。脳外科の開頭手術では、深部電極（細い針金を用いた微小電極）や表面電極（金属の円盤をへら状の絶縁体に一列に組み込んだもの）などを留置して、頭蓋内で記録を行い、てんかんの発生位置や領野の同定に役立てている。

当然ながら侵襲性を伴うので、正常な被験者には適用できない方法である。無麻酔下の頭《とう》蓋内記録《がいないきろく》では、患者が言葉で質問に答えられるので、断片的ではあるが、他の手法では得られない結果が報告されてきた。アメリカのハイト（G. Heit）らは、海馬《かいば》やその周辺の皮質で、特定の単語を視覚的に提示したときに、選択的に反応するニューロンを報告しており、記憶の一過程を反映していることが考えられる[10]。

ドイツのクロイツフェルト（O. Creutzfeldt）らは、聴覚連合野である上側頭回《じょうそくとうかい》のニューロン群が音声の特徴に反応し、さらに自分自身の声に選択的に反応するニューロンがあることを見つけた[11]。また、下側頭葉の紡錘状回の後部では、英単語または非単語（第3章参照）を視覚的に提示したときに、多数のニューロンによる電場電位（field potential）の変化（N200）が観察された[12]。ここで、PとNは、それぞれ電位の変化が正（positive）か負（negative）を表し、数字は刺激を加えてから信号変化のピークが現れるまでの時間（潜時）をミリ秒単位で表す。N200とは、刺激を提示してから二〇〇ミリ秒後に負の変化が生じたことを意味する。紡錘状回の前部では、単語の意味や文脈の違いで、P400やN400という成分が報告されている[12]。

皮質表面から電気的信号を調べるだけでなく、内因性光信号（intrinsic optical signal）と言って、近赤外の光を当てたときに返ってくる光の強度から脳の局所的な血液の集中の仕方を測る方法がある。アメリカのオジェマン（G. A. Ojemann）らは、開頭手術中に内因性光信号を測り、物体の名前を言っているときの信号の変化からブローカ野とウェルニッケ野の広がりを決める試みを発表した[13]。その結果、言語に対する影響を最小にとどめながら大脳皮質を切除できた。人間の脳のはたらきをこれほど直接的に「見た」のは初めてのことで、私はこの論文から強い影響を受けたのをよく覚えている。

以上の頭蓋内記録の報告は、非常に貴重なデータであるが、健常者で再現性を確かめられないことが、最大の問題である。頭蓋内記録は、倫理上「実験」と呼べないのはもちろんのこと、検査の必要性がなければ実現しないし、手術中の時間的制約のために、研究に必要な条件を網羅的にチェックすることは難しい。

脳波・脳磁計測

音声や文字などの刺激の提示に同期させて脳波を測定する、ＥＲＰ（event-related potential：事象関連電位）は、電気刺激と同様に古典的な手法である。ＥＲＰで観察される山形の波形のそれぞれは、基本的に五つのパラメーターで記述される。それらは、極性（前記のＰかＮ）、振幅（山の大きさ）、立ち上がり時間（山の始まりからピークまでの時間）、潜時（刺激の提示からピークまでの時間）、頭皮上の分布（記録電極の位置）である。音声刺激が知覚されてから、どのような言語の情報処理が、いかなる順序とタイミングで起こるか、という点については、いまだに確固たるデータもモデルも存在しない。それにもかかわらず、膨大な文献の大部分は、特定のＥＲＰ成分に対応すると考えられる言語機能について、大胆な解釈を与えてきた。

ＥＲＰによる言語研究でもっともよく知られている成分は、N400とP600である。N400は、意味の誤りがある単語を文中に提示したときに現れ、P600は時制や数の一致といった文法上の誤りがある単語で現れることが知られている。この結果から、脳では意味上の処理と文法上の処理が分離している、という結論を引き出すのは早計である。処理のシステムが同一であっても、単語の使用頻度や判断の難易度などの違いによって、両者の差が説明できる可能性がある。さらにアメリカのネビル（H. J. Neville）らは、言語学に基づく文法上の誤りに対応したN400やP600よりも早く現れる成分を報告している。[14] ただし、用いられた文のセットが必ずしも最小対（第3章）を作っていないので、この成分が文法の誤りに依存するという点には疑問が残る。

このような文法エラーに関係した成分は、左脳の前頭部を中心に現れることがわかって、LAN（left anterior negativity）と呼ばれるようになった。比較的早く現れるLANに対して、P600は文法エラーを後から意識的に修正するときの成分ではないかと考えられている。ところが、文処理に伴う記憶の負荷を増やしただけでもLANやP600が現れることが指摘され、事態は混沌としてきた。

脳波は外側から脳の活動を電気的に計測するので、頭のいろいろなところに電流が流れてしまうのが難点である。逆に骨のように、電流が流れにくいところもある。そのため、空間分解能が脳の大きさ程度しかないことになる。これでは、言語の機能局在はわからない。脳脊髄液、頭蓋骨、頭皮などが電気伝導に与える影響は大きいので、信号源がただ一つの場合でも、その位置の正確な同定は困難である。言語の処理過程では、脳の複数の領域で同時に神経活動が進行することが本質的であり、電場のパターンから複数の信号源の位置を定めること（逆問題）は、原理的に不可能である。ERPの各成分が脳のどの領域に由来するかがわからない限り、時間軸だけの情報だけでは、何がどのように重なり合っているのかを明らかにすることができないのである。

もう一つのＥＲＰの問題点は、加算の回数である。ノイズの中から意味のある波形を取り出すためには、通常、数百回から数千回程度の試行を加算してその平均値を求める必要がある。時間的変動の大きいデータを加算することによって、ＥＲＰの時間分解能は当然犠牲となる。ＥＲＰの時間分解能はミリ秒であるという人がいるが、これは誤りである。さらに、同じ発話や言語刺激をくり返すことによって、もっとも敏感な成分は、「慣れ」の効果のために消滅する。同じような文を百回以上も聞かされて、文法や意味上の誤りに対する反応が鈍化しないとすれば、むしろその方が驚きである。それでもＥＲＰの波形が残っているならば重要な成分なのではないか、という論理には生物学的な根拠がない。

一方、ＭＥＧ（magnetoencephalography：脳磁図）の技術は、アメリカのコーエン（D. Cohen）によって一九六八年に開発されて以来、[15] 進歩を続けてきた。ＭＥＧの信号が頭蓋などの影響をほとんど受けないことを除けば、ＥＲＰについて指摘した問題点は、そのままＭＥＧにも当てはまる。また、磁力は信号源から離れると急激に減衰するので、深部の信号源は表面よりも位置の同定が難しくなる。さらに、これまでの磁気計では、脳溝（しわの中）の側壁にあるニューロン群（電流の方向は頭皮と平行）からしか信号を検出できない、という原理的な制約がつけ加わる。MEGを用いている研究者にそのことを指摘すると、ヒトの脳はしわだらけだから構わないのだという答えが返ってくる。しかし、オジェマンが指摘しているように、重要な言語野は、頭皮に平行な脳回（しわの外）の一部（電流の方向は頭皮に垂直）に局在しており、脳溝に埋まっていることはほとんどない[16]。皮質表面の電気刺激の知見によれば、ほとんどすべての観察例において、脳回に少なくとも一つの言語野が同定できるというのが、その根拠である。従って、MEGを用いる場合、脳溝に沿った聴覚野における音声信号の解析には有効であるが、言語機能の解析には重大な死角が存在することを忘れてはならない。

人間だけの遺伝子？

次に、四番目の遺伝学的アプローチについて、くわしく説明しよう。

人間のDNAは、約三十億個の塩基対（DNAの単位）からできている。二〇〇一年に、人間の全ゲノムの九割以上の解読結果が発表されて、三万前後の遺伝子があることがわかってきた。これらの遺伝子は、バクテリアから人間までの進化の歴史を刻んでいるわけである[17]。

ショウジョウバエでは、一万三千六百個ほどの遺伝子があることが、すでに明らかになっている[18]。人間とハエでは、見かけの違いほど遺伝子の数に差がないので、遺伝子の「量より質」が重要だと思うかもしれない。しかし、遺伝子はスイッチのようにはたらく可能性があるので、これはよくある誤解である。ある遺伝子がオンになって、別の遺伝子がオフになるというようにして、二の累乗で異なる状態が作れるとすれば、一万の遺伝子の差は、天文学的な桁数の違いを生み出すことになる。二の三十乗は約十億なので、遺伝子が三十個付け加わっただけで、途方もなく複雑な生物ができてしまう可能性があるのだから。

第2章で紹介したように、チンパンジーなどの遺伝子と比較する研究が進めば、人間であることを決定する遺伝子が見つかるかもしれない。もしそれがあるとしたら、その遺伝子のはたらきは何だろうか。つまらない遺伝子に注目してもだめである。例えば、体にふさふさの毛が生えることを抑えている遺伝子は、確かに人間にユニークなものかもしれないが、それが言語学に貢献しないことは明らかだ。それでは、ある遺伝子が左脳の一部だけで発現していたらどうか。しかも、その遺伝子がはたらく時期が、言語獲得の起こる乳幼児期であることがわかったら、それはたいへんな発見である。言語の問題が遺伝子レベルから理解できることになって、状況は一変してしまうだろう。遺伝子が言語の機能に直接関係していることがわかったら、第1章の冒頭で述べた究極の難問が解決するからである。

遺伝子工学の発展により、PCR法（ポリメラーゼ連鎖反応）を使えば、微量のDNAを百万倍程度まで増やすことができる。この手法を使って、化石人類であるネアンデルタール人の骨からDNAを抽出することができるようになった。[19] 実験で使った〇・四グラムの骨には、約千から千五百個のDNA分子が含まれている。

しかし、この方法には、いくつかの限界がある。まず、実際に抽出できるDNAは、細胞にあるミトコンドリアのDNAである。ミトコンドリアは、呼吸に必要な細胞小器官であり、細胞内で自前のDNAを使って自己増殖ができる。ミトコンドリアは、卵細胞を通して次の世代に受け継がれるので、母系遺伝（母—祖母—曾祖母—…）となるが、異なる種同士のDNAの類似性から系統発生を調べることはできる。しかし、これは細胞核にあるDNAではないので、化石人類を決定する遺伝子はわからない。細胞核のDNAは、各細胞に一対しかなく、ミトコンドリアのDNAと比べて約二千分の一の量しかない。それから、化石人類のDNAは加水分解や酸化による損傷が激しく、百から二百塩基対以上の長さのDNAを増やすことは難しい。同じ理由で、十万年以上前のDNAを抽出することも難しい。しかし、科学の進歩はこれらの困難を克服し、ついにネアンデルタール人の骨から細胞核のDNA断片が抽出された。[20] 化石人類の遺伝子を調べることも夢ではなくなったのである。仮に「言語の遺伝子」が人間で見つかったならば、その遺伝子が化石人類にあるかどうかを調べることで、言語の生物学的な基盤が明らかになるかもしれない。

文法の遺伝子はあるのか

言語の遺伝子を探すアプローチには、言語障害を伴う遺伝病の調査が重要である。特定の遺伝子と言語の間に因果関係があることを示す現象が見つかれば、研究が大きく前進するからである。遺伝子に原因があって言語獲得の障害を起こす病気として、「特異性言語障害(specific language impairment, SLI)」などが知られている。特異性言語障害の最近の研究では、〇・〇二秒ほどの短い音の聞き取りに重い障害があることが示され、聴覚の障害がもっと高次の言語障害の原因となっている可能性が出てきた[21]。

カナダの言語学者ゴプニック(M. Gopnik)は、ある三代の家系の三十人中、十六人という高頻度で、動詞の時制を変えたり、非単語を複数形(sをつける)に変えたりする際に障害が現れることを報告した[22]。この研究は、「文法の遺伝子」の発見として宣伝されたが、同じ家系のその後の詳細な調査で、文法に特異的な障害とは言えないことがわかった[23]。言語障害があることは確かだが、口の動きの障害や知能指数の低下が報告されており、尾状核(大脳基底核の一部、第6章)などに萎縮が見られる。単語の復唱課題では、ブローカ野や尾状核などの活動が正常な被験者より強く、逆に補足運動野などの活動が弱かった[24]。

さらに、原因となる優性遺伝子は、転写制御因子と考えられているFOXP2であり、この家系では実際にFOXP2に突然変異が起こっていることが突き止められた。[25] 転写制御因子とは、DNAに結合して、メッセンジャーRNAへの転写を調節するタンパク質である。FOXP2とよく似た遺伝子はネズミにもあり、発生初期の大脳皮質で大量に発現することがわかっている。FOXP2の発現量が半分になると、脳の神経回路の発達が異常になると考えられ、言語に関係する遺伝子の最初の例となった。ピンカーは、この発見を「認知遺伝学」の夜明けと評している。[26]

●引用文献

（1）堀田凱樹「遺伝子―脳―行動（1）（2）」自然 27, 32-40（8月号）・61-71（9月号）（1972）
（2）Y. Hotta and S. Benzer, "Mapping of behaviour in *Drosophila* mosaics", *Nature*, 240, 527-535（1972）
（3）伊藤正男「特集によせて―言語の脳科学への誘い」生体の科学 49, 2-4（1998）
（4）酒井邦嘉「言語の認知脳科学」生体の科学 49, 10-22（1998）
（5）湯川秀樹『目に見えないもの』講談社学術文庫（1976）
（6）M・ミンスキー（安西祐一郎訳）『心の社会』産業図書（1990）
（7）S・H・フォスター＝コーエン（今井邦彦訳）『子供は言語をどう獲得するのか』岩波書店（2001）

(8) 長尾真『自然言語処理』岩波書店 (1996)
(9) 田中穂積、辻井潤一(編)『自然言語理解』オーム社 (1988)
(10) G. Heit, M. E. Smith and E. Halgren, "Neural encoding of individual words and faces by the human hippocampus and amygdala", *Nature*, **333**, 773-775 (1988)
(11) O. Creutzfeldt, G. Ojemann and E. Lettich, "Neuronal activity in the human lateral temporal lobe: I. Responses to speech", *Experimental Brain Research*, **77**, 451-475 (1989)
(12) A. C. Nobre, T. Allison and G. McCarthy, "Word recognition in the human inferior temporal lobe", *Nature*, **372**, 260-263 (1994)
(13) M. M. Haglund, G. A. Ojemann and D. W. Hochman, "Optical imaging of epileptiform and functional activity in human cerebral cortex", *Nature*, **358**, 668-671 (1992)
(14) H. J. Neville, et al., "Syntactically based sentence processing classes: Evidence from event-related brain potentials", *Journal of Cognitive Neuroscience*, **3**, 151-165 (1991)
(15) D. Cohen, "Magnetoencephalography: Evidence of magnetic fields produced by alpha-rhythm currents", *Science*, **161**, 784-786 (1968)
(16) G. A. Ojemann, "Cortical organization of language", *Journal of Neuroscience*, **11**, 2281-2287 (1991)
(17) 斎藤成也『遺伝子は35億年の夢を見る―バクテリアからヒトの進化まで』大和書房 (1997)
(18) M. D. Adams, et al., "The genome sequence of *Drosophila melanogaster*", *Science*, **287**, 2185-2195 (2000)
(19) M. Krings, et al., "Neandertal DNA sequences and the origin of modern humans", *Cell*, **90**, 19-30 (1997)
(20) R. E. Green, et al., "Analysis of one million base pairs of Neanderthal DNA", *Nature* **444**, 330-336 (2006)
(21) B. A. Wright, et al., "Deficits in auditory temporal and spectral resolution in language-impaired children", *Nature*, **387**,

176–178 (1997)

(22) M. Gopnik, "Feature-blind grammar and dysphasia", *Nature*, **344**, p. 715 (1990)

(23) F. Vargha-Khadem, K. Watkins, K. Alcock, P. Fletcher and R. Passingham, "Praxic and nonverbal cognitive deficits in a large family with a genetically transmitted speech and language disorder", *Proceedings of the National Academy of Sciences of USA*, **92**, 930–933 (1995)

(24) F. Vargha-Khadem, et al., "Neural basis of an inherited speech and language disorder", *Proceedings of the National Academy of Sciences of USA*, **95**, 12695–12700 (1998)

(25) C. S. L. Lai, S. E. Fisher, J. A. Hurst, F. Vargha-Khadem and A. P. Monaco, "A forkhead-domain gene is mutated in a severe speech and language disorder", *Nature*, 413, 519–523 (2001)

(26) S. Pinker, "Talk of genetics and vice versa", *Nature*, **413**, 465–466 (2001)

How the Brain Creates Language

第6章

言語の機能局在

言語に必要な脳の場所

脳の研究は、原理的な、重要な発見の可能性に満ち満ちている[1]。
——伊藤正男

脳は臓器ではない

脳は、不思議な存在である。ＭＲＩを使えば、自分の脳を、切らずに見ることができる。たいていの人が、初めて自分の脳を見たときに感動する。自分の脳を見るのは、地球を宇宙から見るような感覚に近いのかもしれない。脳も地球も、もっとも身近にありながら、日常生活ではほとんど見られない。そして、その不思議な存在が、純粋に神秘的な感情を引き起こすのだろう。

漢方で五臓と言われるのは、心臓・肝臓・脾臓・肺臓・腎臓の五つの内臓であって、脳は含まれない。臓器移植でも、脳の移植が行われることはない。「脳移植」という誤解を招きやすい言葉があるが、実際は分裂能力を持つ動物の胎児のニューロンを部分的に移植して、機能再生を促す技術のことであり、脳を丸ごと取り出して移植することではない。脳は、臓器とは質的に異なる器官であることを理解しておく必要がある。

将来、仮に脳をそのまま移植できたとしたとしても、やはり臓器移植とは質的に異なることが起こる。脳には、「個人」の記憶情報が記録されているので、脳がなくなれば体が残っていてもその人はなくなり、脳を提供したドナーの人になってしまう。脳は、「個」そのものなのである。

脳の構成

脳は、大脳、小脳、脳幹の三つに大きく分けられる（図6－1）。脳幹は、脊髄から大脳に続く中継点であり、心臓の活動や呼吸をコントロールするはたらきを持った、生命の中枢である。小脳は、主に運動の学習に関係した中枢である。

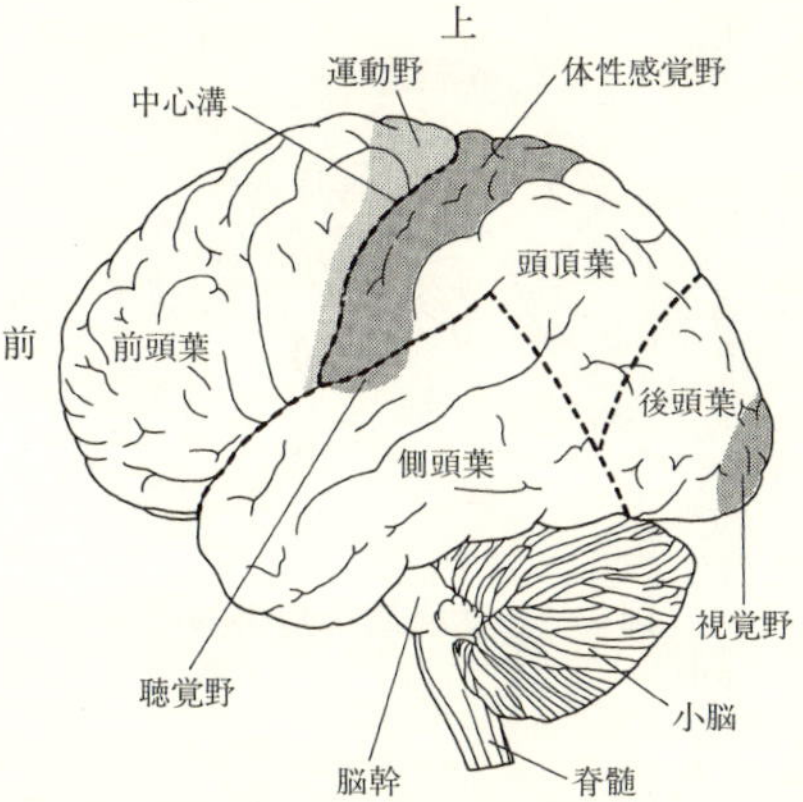

図6－1　脳と大脳皮質の大まかな区分

大脳にもっとも近い脳幹の端に、感覚の入力センターを含む視床《ししょう》がある（図6－2）。この視床をとり囲むように、弓なりの円筒形をした海馬が、左右に一つずつある。海馬の長軸に対して垂直に切った断面は、金太郎飴のようにほぼ一定の構造が認められる。海馬は、新しい記憶の定着に必要な場所である。それから、視床と大脳皮質の間に、大脳基底核と呼ばれるニューロンの集合体がある。もちろん、これらの集合体はばらばらにあるのではなく、神経線維（医学用語では、繊維ではなく、「線維」と書く）で互いにつながっている。大脳基

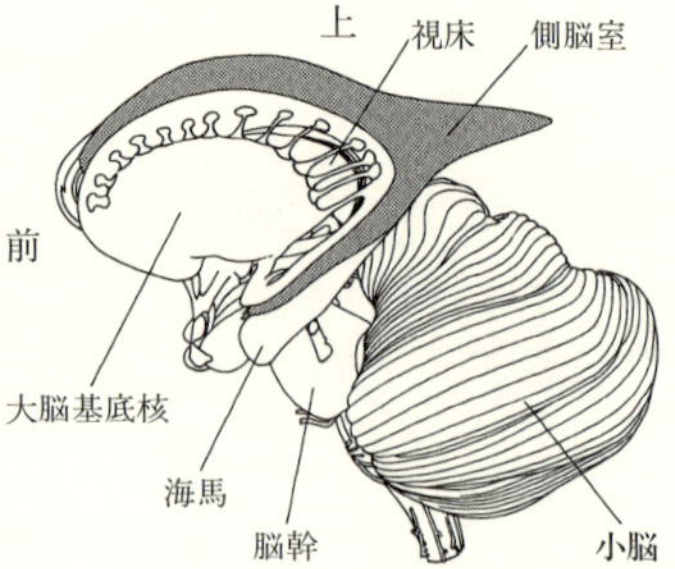

図6－2　大脳皮質を取り除いた脳の深部
文献（13）を改変

底核は、小脳と並んで運動制御の中枢であると考えられている。なお、脳はもともと神経管と呼ばれる管から発生するので、側脳室のような脳脊髄液で満たされた空間が残っている。

大脳は、左右に一対（左脳と右脳）あるので、大脳半球と呼ばれる。たくさんのしわが見られる大脳の表面（厚さ四～五ミリ）が大脳皮質であり、灰色の脳細胞がつまっているので、灰白質《かいはくしつ》と言う。その内側には、神経線維が束となっており、脂肪を多く含んで白く見えるので、白質と言う。大脳皮質では、同じ種類のニューロンが層を成していて、大部分の領域は六層に分けられる。神経線維は、こうした層構造のなかで、縦横にはりめぐらされている。

大脳皮質の役割分担

大脳皮質は、後頭葉《こうとうよう》、側頭葉《そくとうよう》、頭頂葉《とうちょうよう》、前頭葉《ぜんとうよう》の四つに大きく分けられ、さらに層構造や機能の違いに基づいて、地図のように区分される（図6－1）。

大脳皮質には、感覚が生ずる感覚野や、体を動かすのに関係する運動野の他に、脳の高次機能にかかわる「連合野」（感覚野を連合する部分）がある。感覚野には、視覚野や聴覚野、皮膚感覚などの体性感覚を担当する領野があって、それぞれ、視覚は後頭葉、聴覚は側頭葉、体性感覚は頭頂葉の一部として分かれている。一方、運動野は、前頭葉にある。感覚野の中でも、最初に感覚の情報を受け取る領野を一次感覚野と言う。一次感覚野は、それぞれ独立な構造になっていて、例えば一次視覚野と一次聴覚野の間を直接結ぶ神経線維は存在しない。喜怒哀楽のような感情に関係する脳の場所へは、一次感覚野からではなく連合野から神経線維が出ていて、感覚の情報を連合野で「解釈」した結果が感情に結びついていることがわかる。

視野や皮膚感覚などの感覚入力について、左脳は右側を支配し、右脳は左側を支配する、という分業がある。運動についても、右側にある筋肉は左脳の支配を受け、左側の筋肉は右脳の支配を受けている。これは、運動野から出る運動ニューロンの約九〇%が脳幹から脊髄の移行部分で反対側に交叉（錐体交叉《すいたいこうさ》）し、残り一〇%は脊髄で交叉するためである。

大脳皮質地図

第2章で少し説明したが[2]、ブロードマンが脳の構造に基づいて、大脳皮質の地図を作ったことは、卓見であった。特に感覚野と運動野がブロードマンの領野区分とほぼ一致するので、

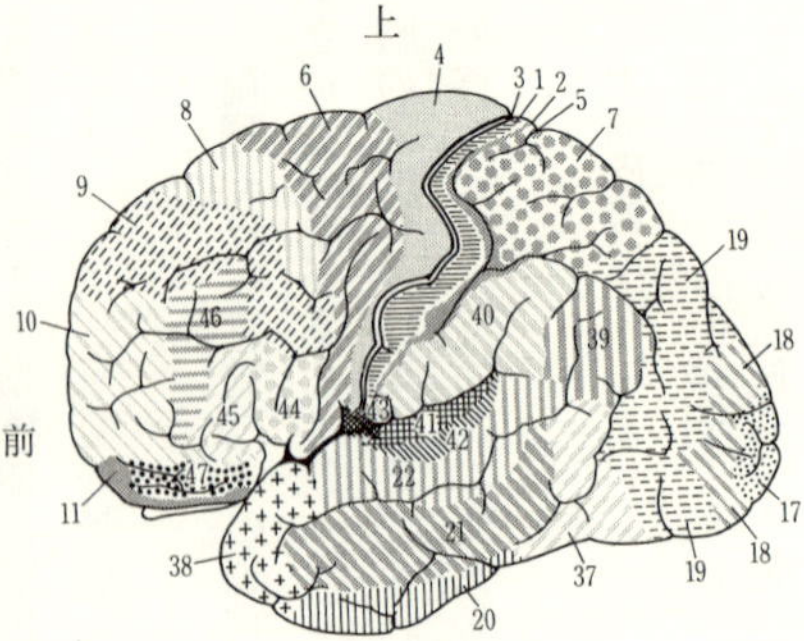

図6－3　ブロードマンの大脳皮質地図
文献（2）を改変

ブロードマンの大脳皮質地図は、今でも世界中で使われている（図6－3）。ただし、番号をつけられたそれぞれの場所がどんな機能を持っているのかはまだ完全にはわかっていないし、特に連合野では、機能的な区分がブロードマンの領野と必ずしも一致しない。

　ブロードマンが人間の脳につけた番号は、一番から五十二番までである。ところが、実は十二番から十六番までと四十八番から五十一番までは、欠番なのだ。これらの番号は、サルや他の哺乳動物の脳について使われている。例えば12野はサル（オナガザルなど）で9野の前にあり、13野から16野はキツネザルやウサギなどの島皮《とうひ》質《しつ》（前頭葉と側頭葉がつながる部分）にある。しかし、13野から16野の境界は示されていないので、ちょっと妙である。これらは、他の動物の前頭葉に使うつもりでとっておかれた番号なのかもしれない。なお、ブロードマンは後に11野の上半分を12野とした。

言語野

前頭葉、側頭葉、頭頂葉のそれぞれにある連合野は、お互いに神経線維で結びついている。神経線維は、すべてニューロンの細胞体から遠ざかる方向に、電気信号を伝える。三つの連合野の間は、例えば前頭葉から側頭葉に至る神経線維と、逆に側頭葉から前頭葉へ至る線維の両方があるというように、すべての組合せの結合が存在することが、動物実験で確かめられている。言語の機能を担う言語野は連合野の一部であり、三つの言語野、すなわちブローカ野、ウェルニッケ野、角回・縁上回は、それぞれ前頭葉、側頭葉、頭頂葉にある。次に、各言語野についてくわしく説明しよう。

ブローカ野

フランスのブローカ（P. Broca　一八二四〜八〇）が、左脳の前頭葉の梗塞《こうそく》によって発話の障害が生じることを初めて報告したのは、一八六一年のことである。(3) このような発話に関する言語障害は、ブローカ失語と呼ばれている。言語障害の大部分の症例で左脳に損傷があること（成人では九六％以上という）は、それ以前にも報告があったようだが、言語の機能が脳の一部分に局在すること（言語の機能局在と言う）を最初に示して、失語症の研究の道を開いたのは、ブローカであった。このような左脳の場所は、ブローカ野と呼ばれている。ブローカ野は、前頭葉の弁蓋部《べんがいぶ》と三角部を含む下前頭回腹側部《かぜんとうかいふくそくぶ》にあり、ブロードマンの44野と45

野にあたる（図6－3と6－4）。

ウェルニッケ野

その後一八七四年に、弱冠二十六歳のドイツのウェルニッケ（C. Wernicke 一八四八〜一九〇五）が、『失語症候群—解剖学的基礎による心理学的研究』を著して、言語学的に異なるタイプの言語障害が存在することを明らかにした。ウェルニッケ失語と呼ばれるタイプでは、話し言葉の理解や、発話時の言葉の選択に障害が現れる。こうしたウェルニッケの功績は、ゲシュビントらによって再評価されている。ウェルニッケ野は、左脳の側頭葉上部にある側頭平面から上側頭回と中側頭回の後部にかけての領域で、ブロードマンの22野・21野の後部にあたる（図6－3と6－4）。

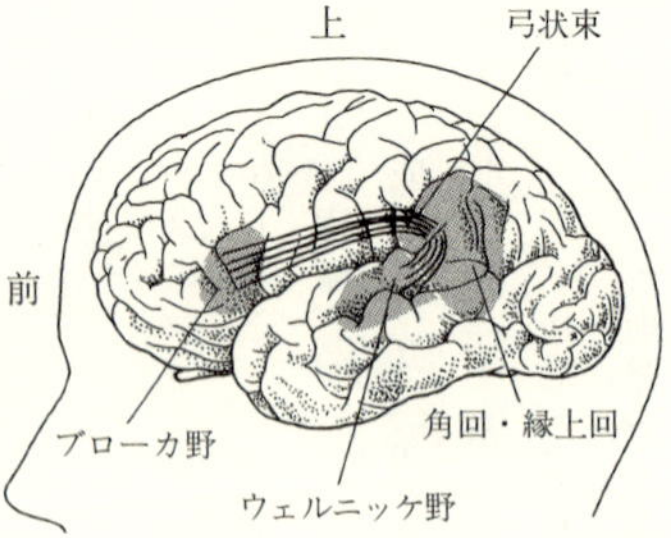

図6－4　大脳皮質の言語野
文献（14）を改変

角回・縁上回

左脳の頭頂葉にある角回（ブロードマンの39野）と縁上回（ブロードマンの40野）も、独立した言語中枢として考えられるようになってきている。この領域には、二つの重要な意味がある。一つは、ウェルニッケ野とブローカ野の間を中継する役割である（七九ページの図3-3を参照）。もう一つは、文字などの視覚情報を受け取る役割である。文字の読み書きにおける角回の役割については、第7章で解説する。

言語の中枢がこれらブローカ野、ウェルニッケ野、角回・縁上回であるならば、それぞれに機能の分担はあるのだろうか。現代の脳科学者の多くは、これらの言語野を単一のモジュールとして見なすのには広すぎる領域だと考えている（第3章）。この点については、第9章と第10章でさらにくわしく考えてみることにして、本章では、言語に関係する脳の他の場所を概観してみよう。

小脳の認知機能

小脳（小脳皮質と小脳核）は、運動の協調性や運動学習の機能に必要な中枢である。小脳の損傷で起こる症状の一つに推尺異常《すいしゃく》があり、腕を伸ばして人指し指を自分の鼻先にもってくること（指鼻試験《ゆびはなしけん》と言う）ができなくなる。これは、運動のプラン（予測）に基づくコントロールであり、「予測制御」と呼ばれている。

発話などの言語課題で小脳が活動するし、小脳が損傷を受けたとき、小脳症候群の一つとして、言語障害が起こることもある。それは、小脳が主に運動のコントロールに関係しているためだと考えられてきた。ところが、小脳は、運動以外の認知機能などでもはたらいているのではないか、という報告が、近年増えつつある。

例えば、「はさみ」から「切る」と答えるように、名詞から関係のある動詞を答えさせる課題では、大脳皮質だけでなく小脳でも、単純に単語を復唱するときより活動が増えることが報告されている。また、この小脳などの活動は、練習を重ねるにつれて減少することが確認されている。しかし、これらの実験からは、小脳が認知機能の中でどんな役割を果たしているのかがはっきりしない。一方、英語の動詞の音読を基準にした場合、規則動詞の過去形（例えば、walk の過去形は walked）を答える場合には小脳の活動はあまり差がないが、不規則動詞の過去形（例えば、run の過去形は ran）を答える場合には、両側の小脳の活動が増大する。さらにその他の機能イメージングの研究（パズルや知覚弁別など）も総合してみると、小脳の活動は、より難しい課題において増大する傾向がある。

ここで、運動学習の予測制御の機能が、認知機能に一般化できると仮定してみよう。名詞から動詞を答えたり、難しい課題を解いたりするときには、候補となる答えをいろいろと予想するような「認知的な予測」が必要である。従って、このようなときに小脳の活動が増大するのは、小脳が認知的な予測制御の機能を持つことで理解できることになる。認知機能や言語機能における小脳の役割については、その他にもさまざまな説が出されていて、まだ混沌とした状況である。

小脳のメンタル・モデル

メンタル・モデルとは、文章を理解したり、論理的な推論を行うときに、それぞれの可能性に対して作られる、心の中のモデルのことである。ジョンソン＝レアード（P. N. Johnson-Laird）の著書『メンタルモデル』の副題が、「言語・推論・意識の認知科学」となっていることからもわかるように、メンタル・モデルの考えの背景には、自然言語処理がある。(4) 思考や推論といった大脳の機能が、メンタル・モデルを制御することであるならば、小脳にメンタル・モデルが形成される可能性があることを、伊藤正男氏が指摘している。

文法に従って文を作ったり理解したりする作業は、主語の次に述語がくるというような命題的表現を使って、メンタル・モデルを構成することに他ならない。このプロセスのうち、文法処理の部分は、母語を使う限り自動的であり、かつ無意識的である。実際、言葉を話すときに母語の文法が意識に上ることはほとんどない。文法処理システムが大脳にあるとしても、この制御に基づいて小脳にメンタル・モデルができるのならば、言語を生み出すプロセスの一部が無意識的であることの説明がつく。

また、失語症では、間投詞や紋切り型の表現（あいさつなど）が影響を受けにくいのも、自動化されたメンタル・モデルが大脳皮質以外に存在する可能性を示唆している。もちろん、意味のある命題的な文を構成するためには、意識が必要である。このような意味で、言語が無意識から意識への掛け橋になっている。大脳と小脳の関係から、言語機能の解明の思わぬ糸口が見つかるかもしれない。

大脳基底核

大脳基底核（図6－2）は、大脳皮質の奥深くにあって、運動に必要な調節を行うニューロンの集まりである。パーキンソン病は、大脳基底核の代表的な病気として知られており、黒質《こくしつ》という場所のニューロンが変性するため、ドーパミンという物質が枯渇するのが原因である。しかし、なぜ変性が起こるのかはまだわかっていない。パーキンソン病の症状としては、手足などの動作が遅くなり、体のバランスを立て直すことが難しくなることなどが挙げられる。大脳基底核は、視床や大脳皮質のほとんどの領野から入力を受け取っているが、出力は視床を介して前頭葉に返される。前頭葉と大脳基底核の機能的な関係は、まだよくわかっていない。

パーキンソン病の患者は、痴呆の症状がない限り、単語の使い方や事実の記憶は比較的正常であるが、文法を使うときに障害があると起こると言われている。例えば、英語でedをつけて過去形を作るときには、edをつけ忘れる誤りが多くなることが報告されている。[5] 不規則動詞の過去形は問題ないのに、規則動詞の過去形ができなくなるのは、不思議な現象である。直感では、不規則動詞の過去形の方が複雑で（不規則だから当然）難しく、edをつける方がやさしいと思えるだろう。ところが、不規則動詞の過去形はそのまま覚えてしまえばすむのだが、規則動詞はedをつけるという規則を使わなくてはならないので、文法の処理が必要なのだ（くわしくは、第9章を参照）。

一方、ハンチントン病は、大脳基底核の線条体のニューロンが変性する遺伝病で、不随意運動が増えるのを特徴とする。ハンチントン病の患者は、パーキンソン病と逆で、規則動詞にedを二回つけてしまう誤りが多くなることが報告されている。[5] 不規則動詞でも、edをつけてしまう誤りが増えたが、二回つけてしまうことは非常にまれだったので、単なる発話の運動障害とは考えにくい。

これらの観察に基づくウルマン（M. T. Ullman）の説によると、単語を覚えるのは「宣言的記憶」を用い、文法を使うときは「手続き的記憶」を用いている[6]（第2章）。宣言的記憶は頭で覚える記憶であり、手続き的記憶は体で覚える記憶に対応している（くわしくは、前著[7]を参照）。自転車に乗るときに、足を意識的に上下しているわけではないのと同様に、母語で話をするときも、文法についてはほとんど意識に上らない。ただし、ウルマンの説は、言語の問題を一般の記憶システムの枠組みに当てはめただけで、これによって言語のユニークな性質を説明できるわけではない。

アメリカのダマシオ夫妻（A. R. Damasio and H. Damasio）も、大脳基底核が前頭葉の運動前野と結びついて、言葉を表出するときにはたらくという説を唱えている。(8) しかし、動きを表す「動詞」が前頭葉と結びつくとするダマシオの説は、言語学的に考えてあまりに浅薄な考えである。そもそも、「動き」を表す英語は movement と moving であり、どちらも名詞なのである。

言語に大脳基底核が関係しているらしいことは確かなのだが、大脳基底核で文法の計算そのものを行っているのか、前頭葉で文法の計算をした結果を発話のシステムに伝えているだけなのかが、まだわからない。彦坂興秀氏のモデルによれば、運動の順序は大脳基底核で学習され、運動のタイミングは小脳でコントロールされるという。(9) それならば、文の中で単語を並べる順序も大脳基底核が決めているのだろうか。大脳基底核と前頭葉の使い分けを明らかにしなくてはならない。

視床

視床は、大脳皮質への感覚を取り入れたり、運動の指令を出したりするときに必ず経由しなくてはならない関所のようなセンターである。視床だけに病変が見られる患者で、失語症が起こるという報告がある。カナダのペンフィールド（W. Penfield　一八九一〜一九七六）は、大脳皮質の言語野全体の機能が、視床との線維連絡によって協調されるという回路を提案している。[10]

また、視床を切開する脳外科の手術の際に、局所麻酔下で左側の視床を電気刺激すると、物の名前の言い間違えが生ずることが報告されている。[11]オジェマンは、特定の言語機能に必要な大脳皮質の領野を視床が選択するという仮説を唱えている。[12]言語の機能イメージングでも、視床に活動が見られる場合があり、言語機能における視床の役割が示唆されてきた。

視床の一部には注意を制御するはたらきがあるので、特定の情報に注意を払う必要があるような認知機能において、視床の活動が増大すると考えられる。[7]視床のはたらきと文法処理との関連は、まだ明らかではない。

●引用文献

（1）伊藤正男『脳の設計図』中央公論社（1980）
（2）K. Brodmann（Translated by L. J. Garey）, *Localisation in the Cerebral Cortex*, Imperial College Press（1999）

（3）P・ブロカ（萬年甫、岩田誠編訳）『神経学の源流3―ブロカ』東京大学出版会（1992）
（4）P・N・ジョンソン＝レアード（海保博之監修、AIUEO訳）『メンタルモデル―言語・推論・意識の認知科学』産業図書（1988）
（5）M. T. Ullman, et al., "A neural dissociation within language: Evidence that the mental dictionary is part of declarative memory, and that grammatical rules are processed by the procedural system", *Journal of Cognitive Neuroscience*, 9, 266–276（1997）
（6）M. T. Ullman, "A neurocognitive perspective on language: The declarative/procedural model", *Nature Reviews Neuroscience*, **2**, 717–726（2001）
（7）酒井邦嘉『心にいどむ認知脳科学―記憶と意識の統一論』岩波書店（1997）
（8）A. R. Damasio and H. Damasio, "Brain and language", *Scientific American*, **267**（3）, 88–95（1992）
（9）O. Hikosaka, et al., "Parallel neural networks for learning sequential procedures", *Trends in Neurosciences*, **22**, 464–471（1999）
（10）W・ペンフィールド、L・ロバーツ（上村忠雄、前田利男訳）『言語と大脳―言語と脳のメカニズム』誠信書房（1965）
（11）G. A. Ojemann, "Language and the thalamus: Object naming and recall during and after thalamic stimulation", *Brain and Language*, **2**, 101–120（1975）
（12）G. A. Ojemann, "Brain organization for language from the perspective of electrical stimulation mapping", *Behavioral and Brain Sciences*, **2**, 189–230（1983）
（13）M. C. Hirsch and T. Kramer, *Neuroanatomy: 3D-Stereoscopic Atlas of the Human Brain*, Springer-Verlag（1999）
（14）N. Geschwind, "Language and the brain", *Scientific American*, **226**（4）, 76–83（1972）

How the Brain Creates Language

第7章

言語野と失語

左脳と右脳の謎

人間の脳の体制が、人間に言語を創造して学習する
能力を与えているのである[1]。
――ワイルダー・ペンフィールド　Wilder Penfield

電気刺激による失語発作

脳外科の開頭手術で、大脳皮質の表面に電気刺激を加えて、特定のはたらきをする領域を決める検査がある。局所麻酔なので、患者は電気刺激による感覚を言葉で報告できる。大脳皮質の言語に関係する領域に局所的な電気刺激を加えると、母音の発声が誘発される場合や、正常な発話が干渉を受けて中断すること（失語発作）が報告されている。また、順に数を数えているときに電気刺激を受けると突然数が飛んだり、発話はできるのに急に物の名前を言い間違えたりすることもある。

ペンフィールドらは、このような現象を用いて、言語野を同定しようと試みた。[1] その結果、ブローカ野、ウェルニッケ野と角回・縁上回を含む広い領域、そして前頭葉にある補足運動野の三つが明らかになった（図7－1）。特に補足運動野については、「第三の言語野（補足言語野）」と呼ばれることもあるが、言語だけでなく他の運動機能も担っているので、普通は言語野と見なさない。

電気刺激によって、過去の経験がフラッシュ・バックのようによみがえることがあり、「経験的反応」と呼ばれている。この反応は、夢によく似ている。実際の患者の報告の例を挙げると、「おお、なつかしい記憶――どこかの事務所の中だわ、机が見える。私がそこにいると、誰かが私を呼んでいたわ——机にもたれて鉛筆を手にもった人だわ」というように、具体的な視覚的イメージや聴覚的イメージが現れる。このような反応を引き起こすような場所は、両半球の側頭葉上部に集中している[2]。

しかし、言語野を刺激しても、経験的反応のように具体的な内容を突然話し始めたりすることは、ほとんどない。いったい、この違いはどこからくるのだろうか。

よく考えてみると、これは言語と記憶の違いに関係していることに気づくだろう。宣言的記憶とは、過去の体験の模倣であり、電気刺激によって記憶されている断片的な内容が、そのまま取り出されて言語化される。これに対して、言語は基本的に創造的に言葉を並べていくはたらきなので、秩序だった脳のはたらきを必要とする。だから、大ざっぱに神経を興奮させるような電気刺激で、自動的に話をさせるのは、極めて難しいだろう。電気刺激の効果の違いから、言語と記憶が、それぞれ創造と模倣に対応していること（五〇ページの表2－1）が確かめられるのは、興味深い。

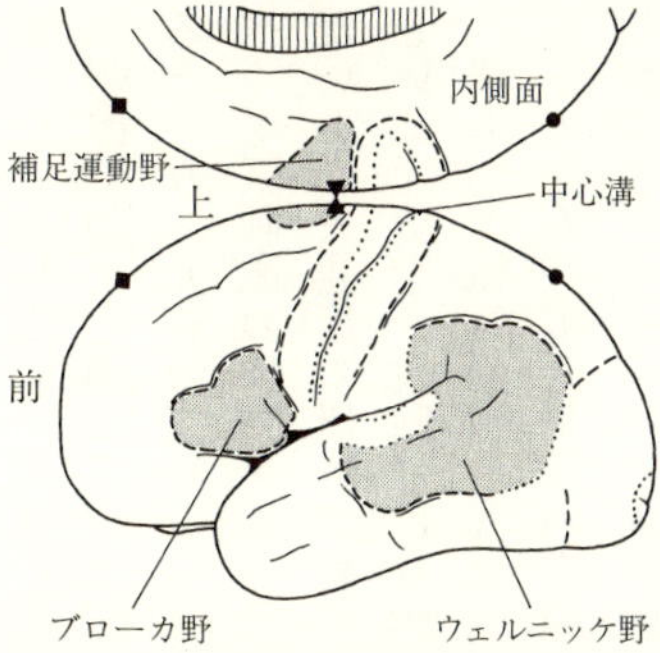

図7－1　電気刺激で失語症の発作が起こる場所
文献（1）を改変

　ペンフィールドほど人間の脳を直接刺激して反応を

調べた人はいない。一連の研究の最終報告によれば、千二百八十八例の手術のほとんどで電気刺激の効果を調べている。[2] それにもかかわらず、ペンフィールドは、心が脳とは別物であるという二元論の立場を唱え続けた。[3] 心が脳の中にどのように宿っているのかを明らかにすべく電気刺激の検査をくり返したのだろうが、結局探し求めた結果が得られなかったのではないか。失語症の研究で有名なゲシュビントが、ペンフィールドに会って、科学的根拠の乏しい二元論を一般向けに宣伝しないように、と抗議したという逸話が残っている。

局所的な電気刺激の問題点は、実際に大脳皮質のどの部分までが活動したかがわからないことである。電気刺激が大脳皮質の深部にまで達している可能性もある。ウェルニッケ野を刺激すると、ウェルニッケ野の神経活動が弓状束《きゅうじょうそく》（一六〇ページの図6−4）を伝わるので、ブローカ野も同時に活動するかもしれない。従って、この方法では、心のはたらきを脳の局在としてとらえることには限界がある。同じ人で全く同じ部分を電気刺激しても、刺激の強さや伝導の仕方が少しでも変われば、同じ結果が得られるとは限らないからである。

そこで、電気刺激の強度を弱くしていって、失語発作が起きる閾値《いきち》を決めることが重要になる。オジェマンらは、百十七人の患者の左脳に電気刺激を行った結果を報告しているが、これによると、物の名前の言い間違えがもっとも高い頻度（七九％）で生じた領野は、ブロードマンの44野であった。[4]

失語症とは

失語症とは、感覚や発声器官に異常がないのに、言葉の使用や理解に障害が現れる状態である。日常生活に欠くことのできない言葉を失うのは、とてもつらいことである。狭い意味での失語症は、字を読む能力の障害である失読症《しつどくしょう》（alexia）や、字を書く能力の障害である失《しっ》書症《しょ》（agraphia）とは区別される。

第６章で紹介したように、ブローカ失語では発話の障害が起こり、ウェルニッケ失語では話し言葉の理解や、発話時の言葉の選択に障害が現れる。どちらの場合も、言われたことをくり返して言うこと（復唱）ができない。ウェルニッケ野とブローカ野が同時に損傷を受けると、言語の理解と発話の両方が障害され、全失語（global aphasia）となってしまう。

一方、ウェルニッケ野とブローカ野を連絡する神経線維（弓状束）に損傷があると、言葉の選択の障害や、復唱の障害といった「伝導失語（conduction aphasia）」が起こると考えられている。弓状束は、ほとんどどの教科書にも書かれているが、弓状束が本当に傷害を受けているという直接的な証拠が必要である。弓状束でウェルニッケ野とブローカ野が直接つながっていることは、拡散テンソルＭＲＩという手法で確認されている。

私は、伝導失語の症例を記録したテープを聞いたことがある。その患者はハーバード大学の学生で、在学中に発病したために、さまざまな心理学的検査にも協力していた。実験者の質問に的確に答えられるので、言語理解と発話の両方は完全に正常であるようだった。それから、昨日あったことを自由に述べるときも、全く言いよどみはなく、内容も全く問題なかった。ところが、いくつかの文を復唱するように言われると、結果は衝撃的だった。

John falls from a tree to the ground.（ジョンが木から地面に落ちる）

のような簡単な文に対して、彼は、「ジョン、ジョン、……」とその先がなかなか言えない。意味がわかっているのなら、別の言葉で言い換えれば問題なさそうだが、実際はそうではなかった。発話と言語理解が正常でも、復唱だけができなくなる伝導失語は、不思議な現象である。

ウェルニッケ野、ブローカ野、弓状束のすべてに異常がなくても、これらの領域が他の大脳皮質からの連絡を断たれて孤立してしまった場合には、復唱の能力は完全であるにもかかわらず、その他の点では全失語と同様の症状を示すことが、ゲシュビントらによって確認されており、[5]「超皮質性失語（transcortical aphasia）」と呼ばれている。

全失語、ブローカ失語、ウェルニッケ失語、伝導失語、超皮質性失語のそれぞれについて、自発発話・言語理解・復唱が正常かどうかを、表7－1にまとめた。現代の失語症研究のリーダー[6]であったゲシュビントが、一九八四年に突然他界したため、今なおその損失が惜しまれている。

失語のタイプ	自発発話	言語理解	復　唱
全失語	×	×	×
ブローカ失語	×	○*	×
ウェルニッケ失語	○	×	×
伝導失語	○	○	×
超皮質性失語	×	×	○

表7－1　失語症の分類
＊おおむね正常だが、文法理解の障害を伴うことが知られている

二重解離

百年以上にわたる失語症の研究によって、言語の機能局在に関する貴重な手がかりが得られてきたことは確かである。脳の機能局在を証明する古典的な手法は、「機能Aに障害、機能Bは正常」という患者と、「機能Aは正常、機能Bに障害」という別の患者が存在するという、「二重解離（double dissociation）」であり、ブローカ失語とウェルニッケ失語は、その典型例である。

しかしながら、一般の脳損傷の症例では、網羅的なデータを得るのが非常に難しい。さらに、自然に生ずる脳損傷では、脳損傷の皮質上の広がり、神経線維の損傷、皮質下核の損傷、損傷部以外に元からある機能障害などの程度が、症例ごとに異なっていて、実際の機能障害の解釈を難しくしている。この点が、失語症研究によるアプローチの

限界である。

そこで、「正常な被験者では、ある特定の言語機能において、脳の領野Aに活動が観察される」という脳機能イメージングのデータによって、「領野Aに損傷が生ずると、ある特定のタイプの失語症が起こる」という知見を相補的に裏付けていくことが必要となってくる。ただし、この段階はまだ現象論にすぎない。多様な失語症のデータを類型化し記述するだけでは、言語システムの機能について説明を与えることはできないのである。

もう一つの問題は、誤った言語学の知識を前提にした失語症の研究である。その典型例として、名詞と動詞についての失語症が二重解離を示すという報告がある。これらの研究では、名詞は「事物の名前」、動詞は「動作や状態を表す語」という一般常識に基づいて、英語圏の患者に言葉を提示している。実際、カラマッツァ(A. Caramazza)とヒリス(A. E. Hillis)の論文で、一般の言葉を用いたときに生ずる名詞と動詞の二重解離がそれほど明快ではないにもかかわらず、同音異義語(例えば、「ひび割れ」の'crack'と「割る」の'crack')を用いたときには二重解離がはっきり現れる、というのは奇妙である。(7) 正しい言語学の問題意識を持って批判的にデータを見直す、という基本から取り組み直す必要がある。

右利きの人の約九六％は、言語機能が左脳に局在している。従って、右利きの人で失語症が起こるのは、左脳に損傷を受けた場合がほとんどである。このように、特定の機能が左右の脳のどちらかに偏っていることを、「大脳半球優位性（機能的一側性）」と言う。右利きの人の残りの約四％は、右脳が言語の優位半球であり、右脳の損傷が原因で失語症になるので、「交差性失語症（crossed aphasia）」と呼ばれる。

左利きの人は全人口の約七％いる。右手は左脳が、左手は右脳が支配しているので、左利きということは、右脳が少なくとも手の運動に関する限り、優位半球なのである。利き手と言語が関係しているかどうかはわかっていないが、左利きの人で左脳が言語の優位半球なのは、七〇％にすぎない。残り三〇％のうち、約半分は右脳が言語の優位半球で、残りの半分は言語に半球優位性がないという。

言語の半球優位性を決めるために行われる脳外科の検査の一つに、「和田試験」がある。これは、アモバルビタール（商標名 Amytal）の頸動脈注射により、一方の半球のみを一時的に麻酔して言語の優位半球を調べる方法で、開発した日系カナダ人の J. A. Wada の名前がつけられている。言語機能が片方の脳に局在しているならば、麻酔が効いたときに急に話ができなくなるので、わかりやすい方法である。しかし、頸動脈に注射をしなくてはならないし、まれに薬の副作用があるので、医学上の必要性がない場合は使えないのが難点である。最近、この薬の入手が困難になっていて、これに代わるよい方法がないため、困っているという。

半球優位性の基礎は言語にある

音声言語と手話は基本的に左脳を使うが、ジェスチャー（マイム）では左脳と右脳に差がないことが、シンプルな実験で示されている[8]。実験では、一秒に一回の割合で、手話の単語かジェスチャーが提示される。なお、ジェスチャーについては、無意味なものと象徴的なサインを分けてテストした。ある条件では、この単語を口頭でくり返しながら（復唱）、片手の人差し指でキーをできるだけ速くたたき続ける。もう一つの条件では、一方の手で手話かジェスチャーのまねをしながら、他方の手の人差し指でキーをたたき続ける。英語とアメリカ手話のバイリンガルの被験者は、復唱するときと手話をまねするときの両方で、右手でキーをたたくときの方が左手でたたくときよりも遅れが出た。この結果は、左脳が単語の言語処理をするために、左脳が右手に出す運動指令（キーをたたくこと）に遅れが出ることを示している。

次に、アメリカ手話を知らない健聴者でジェスチャーのまねを試したところ、右手と左手で差がなかった。さらに、ろう者で同様の実験を行ったところ、手話のまねでは右手でキーをたたくときに遅れが出たが、ジェスチャーのまねでは右手と左手で差がなかった。

以上の結果から、ジェスチャーのような動作のコントロール自体には半球優位性がなく、復唱や手話に共通する言語的な機能に半球優位性があると考えられる。

半球優位性の原因?

発声に関係する声帯や舌・口は、左脳と右脳の両方から神経の支配を受けていることがわかっている。一説によると、言語の大脳半球優位性は、すばやく声帯や舌の筋肉を動かして話をしなくてはならないときに半球間で競合が起こり、どちらかの脳が優先的にはたらく必要が生じるのが原因だという(9)。確かに、両方の脳が独立にはたらいてしまうと、タイミングが合わずに舌がもつれてしまうだろう。

しかし、この説は手話には適用できない。手話の主要な要素として顔の表情を問題にするときは同じ議論でよいが、手の運動はもともと一方の脳から支配を受けているので(第6章)、半球間の競合が起こらないからである。なお、手と顔は離れているように見えるが、大脳皮質の運動野では、手を支配する領域と顔を支配する領域が隣り合っている。

脳の半球優位性

それでは、脳の形に左脳優位性はあるのだろうか。死後の剖検によって人間の脳を調べたゲシュビントらの研究は、左脳のウェルニッケ野の外側面の長さが、右脳の対応する領域よりも長いことを明らかにした[10]。従って、脳の構造的な違いが、大脳半球優位性の基礎になっていると考えられてきた。この差は「肉眼でも容易に見られる」と言われている一方で、実際の脳の形は個人差が大きいので、話はそれほど単純ではない。

右利きの被験者を対象として、聴覚野のまわりにある側頭平面の面積をＭＲＩによって測定した結果によると、左脳の方が大きいという報告が多い。しかし、同様の基準でウェルニッケ野の範囲を決めていながら、別のグループの報告を比較すると、三倍以上もの面積の差が出てしまっている。これは、左右差や個人差よりもさらに大きい食い違いである。右利きの五十人を対象にした、最近のもっとも信頼の置ける測定によれば、側頭平面の面積と体積の両方とも、左右差がなかったという[11]。この違いは、側頭平面の後方にはっきりと境界の基準になるような脳溝（しわ）がないことが原因なのだ。まして、人間より脳溝の少ない類人猿の脳で左右差を比較できるような客観的な基準はない（第２章）。

脳の細胞分布の左右差

剖検によって、人間の脳を細胞レベルで調べたジンガー（W. Singer）らの研究では、ニューロンの集まり方が左右差を示すことを報告している[12]。特別な色素（DiI：ダイアイ）を使って、神経線維の走行を染色してみたところ、ウェルニッケ野のニューロンが一ミリほどの間隔で集団（クラスター）を作って結合していた。このクラスターの直径は〇・七ミリほどで左右差はないが、クラスター同士の間隔が左脳で〇・二ミリほど長くなっていることがわかった。この左右差は、主にブロードマンの22野で観察されているが、一次聴覚野では見られなかったという。もし、別の種類のクラスターがすき間なく並んで機能的な単位（「コラム」と言う）としてはたらいているのなら、左脳のウェルニッケ野は、右脳の対応する領域よりも多くの種類のコラムを持つことになるので、機能的にも分化が進んでいると考えられる。

これに対して、ブローカ野を右脳の対応する領域と比較した場合、はっきりとした構造上の差を見つけることがウェルニッケ野以上に難しい。例えば、前頭葉の細胞分布のパターンをじっとにらんで、44野や45野の境界を見つけるのは、熟練を要する名人芸である。ツィレス（K. Zilles）らは、細胞密度の層別パターンを数値化してコンピューターに取り込み、パターンの違いを計算することで、観察者の主観が入らない境界の決定法を編み出した[13]。その結果、一人一人の脳における44野と45野のパターンの違いよりも、個人差の方が大きいことが明らかになった。しかも、44野の体積は、人によって十倍以上も違うという。さらに左右差を調べたところ、左脳の44野が右よりも体積が大きく、45野ではこのような傾向は見られないことがわかった。種差が個人差よりもさらに大きいことを考えれば、類人猿で44野や45野の「相同部位」を見つけることは不可能に近い（第2章）。

以上の事実を合わせて考えると、半球優位性は、脳のマクロではなくミクロな構造に支えられている可能性が高いことになる。このような特徴が、どのようにして言語野の機能と結びついているのかは、依然としてわかっていない。

一卵性双生児の大脳半球優位性と言語

一卵性双生児（右利きの成人）を対象として、MRIで大脳皮質の大きさを比較した研究によれば、脳回の面積の個人間変異は左脳でのみ有意に大きいが、双生児の間には有意な変異が見られなかった[14]。つまり、左脳は右脳よりも遺伝的な変異を受けやすいことがわかる。また、一卵性双生児で側頭平面の大きさを比較したところ、右利きの人は左の方が右より大きく、双生児の兄弟内での相関は低かった[15]。従って、少なくとも一卵性双生児の大脳半球優位性には、細胞質性（epigenetic：後成的）の要因が関係していると考えられる。

一卵性双生児と二卵性双生児で、脳溝と脳回のパターンを比較した研究によると、一卵性双生児では、二卵性双生児以上に脳のほとんどの場所でほぼ完全に近い相関があることがわかった[16]。さらに、遺伝的に決定される程度を脳全体で調べたところ、ブローカ野より背側の前頭葉と、左脳の角回・縁上回が最大であった。もっとも大きな遺伝的支配を受けているのが言語野であるというこの発見は、重要である。感覚野のように進化的に古い脳の場所ほど保存性が高く、遺伝の影響を受けにくいと考えられるので、逆に言語野はもっとも新しくできた大脳皮質であると言える。

言語の能力にも遺伝の影響が現れることが報告されている。イギリスで三〇〇〇ペアを超える二歳の双生児について、知っている単語の数の調査を行った研究がある[17]。一卵性双生児と二卵性双生児のデータから遺伝的な要因の割合を計算したところ、もっとも語彙の数が少ない方から五％までの幼児では、七三％に上った。一方、環境要因については、全体のサンプルで六九％を占めていた。従って、語彙の数は一般に環境で決まるのに対し、言葉の遅れには遺伝的な要因が大きく関係していることになる。この知見は、特異性言語障害（第5章）が遺伝性であることを裏付けている。

分離脳

言語の左脳優位性を明確に示す証拠として、アメリカのスペリー（R. W. Sperry　一九一三〜九四。八一年度ノーベル生理学・医学賞受賞）とガザニガ（M. S. Gazzaniga）らによる分離脳の研究がある[18]。分離脳は、てんかんの発作が脳全体に及ぶのを防ぐために、左脳と右脳を結ぶ脳梁《のうりよう》線維と前交連《ぜんこうれん》線維・海馬交連線維を切断する手術を受けた結果である。幼児でこのような手術が行われた症例はないが、先天的に脳梁が形成されない症例は報告されている。

このような分離脳の患者の右手に何かを触らせたり、右視野に何かを見せたりすると、これらの情報は左脳に入り（第6章）、その名前を言ったり、右手で書いたりすることは問題なくできる。逆に、左手に何かを触らせたり、左視野に何かを見せたりすると、これらの情報は右脳に入るわけだが、その名前を言ったり、左手で書いたりするときの成績が悪くなる（図7－2）。簡単な単語ならできるのだが、「電話している女性」の絵のように少し複雑になると、「女性」としか答えられない。

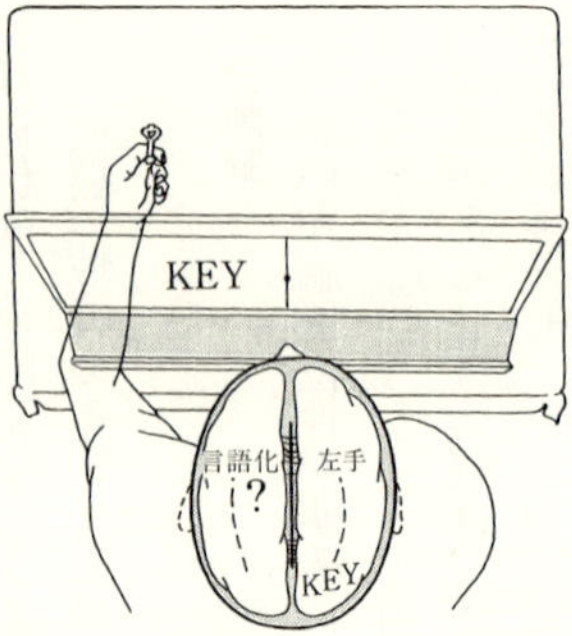

図7－2　分離脳が示す左脳の優位性
視野の中心から左の部分（左視野）に提示した刺激（例えば、KEYの文字）は、右脳の視覚野（後頭葉）に届き、左手に握った物体の情報は右脳が受け取る。文献（35）を改変

左脳と右脳がつながっていれば、左手や左視野から右脳に入った情報が左脳で言語化されるので、普通は問題がないのだと考えられる。つまり、右脳が左脳から孤立している限り、右脳の情報を言語として表すことには限界があることがわかる。

不思議な失書症

ガザニガらは、不思議な言語障害を報告している。[19] 左利きで、発話の優位半球が左脳である患者（イニシャルV・J）は、脳梁線維を切断する手術の直後から、字を書くこととタイプすることが著しく困難になった。脳梁線維を切断する手術の前では、発話と書字ともに問題がなかったので、手術の副作用と考えられる。確かに、脳梁線維を切断すると、言語を支配する左脳から右脳が分離してしまうので、右脳が支配する左手で字を書くことに障害が起こることは予想できたのだが、左脳が支配する右手で字を書くことには通常問題がない。実際、全く字を書くことができなくなった例は、それまで知られていなかった。

アルファベットや数字は左手で八割以上書くことができるが、右手ではほとんどできなかった。単語の聞き取りテストでは、二、三の単語しか左手で書くことができなかった。しかし、単語を聞き取って単語のスペルを声に出して答えることはよくできた。また、単語をV・Jの右視野に提示した場合（左脳に入力される）、ほとんど正しく読むことができたが、右手で書き取ること（左脳でコントロールされる）はほとんどできなかった。一方、単語を左視野に提示した場合は（右脳に入力される）、全く読むことができなかったが、左手で書き取ること（右脳でコントロールされる）は二五％程度できた。このことから、単語を読む機能はV・Jの左脳にあり、字を書く機能は右脳にあると考えられる。しかも、左脳と右脳が分かれた状態では、右脳から左脳の言語情報にアクセスできないために、右脳の書字機能を十分に発揮できないようである。

もちろん、書字機能がすべての人で右脳に局在するというわけではない。おそらく、V・Jのように左利きの人の一部に限られるだろう。しかし、「書く」という基本的な機能が、言語機能の局在する左脳から離れた脳の場所に存在する例が見つかったのは、興味深い。右利きの人でも、書字機能は左脳のどこかで、読んだり話したりする機能とは別の場所にあるかもしれない。

漢字と仮名はどう違う?

ブローカ失語やウェルニッケ失語の症状はないのに、字を読んだり書いたりするときに障害が起こることがあり、「失読失書《しつどくしっしょ》」と呼ばれる。文字を書くときには、漢字と仮名の両方に障害が起こることが多いが、文字を読むときに、漢字と仮名で障害の程度が違うことが知られている。仮名は音を表す「表音文字」であるのに対し、漢字は音と意味の両方を表す。日本語では、このように性質の異なる二種類の文字を混ぜて使っているのに、失語症では漢字と仮名で症状が分かれるのは興味深い。山鳥重《やまどりあつし》氏は、漢字を音読したり理解したりすることはよくできるのに、仮名を読むことが難しくなる場合が多いことを明らかにした[20]。なお、文字の形の認識や、文字の模写は正常である[21]。

直感では、漢字の方が、ひらがなよりも読むのが難しいと思えるだろうが、実際はその逆である。もし、「たばこ」が読めて「煙草」が読めないのなら、漢字を知らなかったり、読み方を忘れてしまった可能性が高いが、「煙草」が読めて「たばこ」が読めないのは不思議だ。しかし、「灰皿」と「はいざら」のように、漢字の方が仮名よりも頻繁に使われる単語は多いので、「灰皿」の方がもともと読みやすいという説明も一理ある。漢字と仮名の違いが、使用頻度の違いを反映しているのか、それとも言語学的な違いに対応するのかがわからない。それから、漢字の方が画数が多く情報量が多い分、しっかりと記憶されていて、読み方を忘れにくいという可能性もある。「漢字と仮名」の問題は、日本の失語症研究が世界的に有名になった例であるが[22]、さらに言語学や認知科学の観点から詳細な分析が必要である。

失読失書を引き起こす脳の病変は、古くから左脳の角回に起こると考えられてきた。第6章で解説したように、角回では、文字の視覚情報を聴覚情報に変えて音読に必要な処理をしているというのが定説である。岩田誠氏らは、左脳の側頭葉後下部の病変によって、漢字だけの失読が生ずることを見出し、側頭葉後下部と角回が、それぞれ漢字と仮名の読みに対応する独立したモジュールであるという仮説を提唱している[23]。また、相馬芳明氏と杉下守弘氏らのグループは、左脳の側頭葉後下部の病変で、漢字だけの失書が起こることを明らかにした[24]。さらに、柴崎浩氏らのグループは、脳機能イメージングの手法（第9章）を用いて、仮名を読むときではなく、漢字を書いたり仮名から漢字を想起したりするときに、左脳の側頭葉後下部の活動が高まることを示して、漢字に特化した読み書きのメカニズムを裏付けた。[25]

読字障害

「読字障害（dyslexia）」とは、正常な視力を持ち、一つ一つの文字は正しく知覚できるのに、文字で書かれた文章を正確に読めないという障害である。発話や言語理解は正常なのに、他の一般的な知能と比べて特に読字能力の遅れが顕著であり、読み書きの習得が難しい。遺伝性の原因が考えられる場合は、「先天性読字障害」や「発達性読字障害（developmental dyslexia）」と呼ばれており、大人になってもなかなか回復しない。日本ではあまり知られていない病気だが、欧米では全人口の五％から一〇％もの患者がいて、その対策は学校教育を含めて大きな社会問題になっている。

読字障害のメカニズムについては、音韻処理が問題であるとする説（音韻説[26]）と、視覚系の異常であるとする説（視覚説[27]）があって、言語の脳科学でもっとも盛んな議論が行われている分野の一つとなっている。議論の際に問題となるのは、読字障害に関係すると考えられる脳の異常が何人かの患者で見つかったからといって、それがすべての読字障害の患者に共通しているとは限らないし、逆にその異常があれば必ず読字障害になるとは限らないということである。

ガラバルダ（A. M. Galaburda）らによるボストンのグループは、読字障害者の脳を剖検で丹念に調べたところ、左脳のブローカ野やウェルニッケ野のあたりで、もともとニューロンのないはずの表層（第一層）にニューロンがあり、特異的な皮質の構造異常が起こっていることを明らかにした(28)。さらに、網膜からの情報を受け取る視床の一部（外側膝状体《がいそくしつじょうたい》）で、大細胞層にあるニューロンの大きさが正常値より平均で二七％も小さいことを突き止めた(29)。この細胞群は、動く物体を見るときのように、時間的に速く変化する物を見る経路（マグノ系と呼ばれる）の一部である。文字を読むときには目を動かす必要があるので、網膜像も常に動くことになる。これは、運動視の異常が原因で読字障害が起こるとする説に有利な証拠であり、運動視の中枢であるＶ５／ＭＴ野の活動が読字障害者で見られなかったという脳機能イメージングの報告も現れた(30)。

その一方で、音韻課題を行っているときに、意味理解にかかわるウェルニッケ野と角回の活動が読字障害者では弱く、音韻処理にかかわるブローカ野の活動が逆に強くなるという報告もある(31)。また、すばやく変化するような音声刺激を聞くと、正常な人は左脳の前頭葉中部が活動するのに対し、読字障害者ではこの活動が見られなかったが、第13章で紹介するような集中的な聞き取りと発話のトレーニングを行った結果、左脳の前頭葉が活動するようにな

ったという。(32)

音韻説と視覚説は、必ずしも対立する仮説ではなく、刺激の時間的に速い変化に対する基本的な処理(34)が障害を受けている可能性や(33)、注意をすばやくシフトする機能の障害なども考えられている。

●引用文献

(1) W・ペンフィールド、L・ロバーツ(上村忠雄、前田利男訳)『言語と大脳―言語と脳のメカニズム』誠信書房(1965)

(2) W. Penfield and P. Perot, "The brain's record of auditory and visual experience: A final summary and discussion", *Brain*, **86**, 595-696 (1963)

(3) W・ペンフィールド(塚田裕三、山河宏訳)『脳と心の正体』法政大学出版局(1987)

(4) G. Ojemann, J. Ojemann, E. Lettich and M. Berger, "Cortical language localization in left, dominant hemisphere", *Journal of Neurosurgery*, 71, 316-326 (1989)

(5) N. Geschwind, "The organization of language and the brain", *Science*, **170**, 940-944 (1970)

(6) S. C. Schachter and O. Devinsky Eds., *Behavioral Neurology and the Legacy of Norman Geschwind*, Lippincott-Raven Publishers (1997)

(7) A. Caramazza and A. E. Hillis, "Lexical organization of nouns and verbs in the brain", *Nature*, **349**, 788-790 (1991)

(8) D. Corina, J. Vaid and U. Bellugi, "The linguistic basis of left hemisphere specialization", *Science*, **255**, 1258–1260 (1992)

(9) R. E. Passingham, "Broca's area and the origins of human vocal skill", *Philosophical Transactions of the Royal Society of London. B: Biological*, **292**, 167–175 (1981)

(10) N・ゲシュヴィント、A・M・ガラバルダ（品川嘉也訳）『右脳と左脳』東京化学同人（1990）

(11) C. F. Westbury, R. J. Zatorre and A. C. Evans, "Quantifying variability in the planum temporale: A probability map", *Cerebral Cortex*, **9**, 392–405 (1999)

(12) R. A. W. Galuske, W. Schlote, H. Bratzke and W. Singer, "Interhemispheric asymmetries of the modular structure in human temporal cortex", *Science*, **289**, 1946–1949 (2000)

(13) K. Amunts, et al., "Broca's region revisited: Cytoarchitecture and intersubject variability", *Journal of Comparative Neurology*, **412**, 319–341 (1999)

(14) M. J. Tramo, et al., "Surface area of human cerebral cortex and its gross morphological subdivisions: In vivo measurements in monozygotic twins suggest differential hemisphere effects of genetic factors", *Journal of Cognitive Neuroscience*, 7, 292–301 (1995)

(15) H. Steinmetz, A. Herzog, G. Schlaug, Y. Huang and L. Jäncke, "Brain (a)symmetry in monozygotic twins", *Cerebral Cortex*, **5**, 296–300 (1995)

(16) P. M. Thompson, et al., "Genetic influences on brain structure", *Nature Neuroscience*, 4, 1253–1258 (2001)

(17) P. S. Dale, et al., "Genetic influence on language delay in two-year-old children", *Nature Neuroscience*, 1, 324–328 (1998)

(18) M・S・ガザニガ、J・E・レドゥー（柏原恵龍他訳）『二つの脳と一つの心—左右の半球と認知』ミネルヴァ書房（1980）

(19) K. Baynes, J. C. Eliassen, H. L. Lutsep and M. S. Gazzaniga, "Modular organization of cognitive systems masked by interhemispheric integration", *Science*, **280**, 902-905 (1998)

(20) A. Yamadori, "Ideogram reading in alexia", *Brain*, **98**, 231-238 (1975)

(21) 山鳥重『神経心理学入門』医学書院 (1985)

(22) M. Iwata, "Kanji versus kana: Neuropsychological correlates of the Japanese writing system", *Trends in Neurosciences*, **7**, 290-293 (1984)

(23) 岩田誠『脳とことば—言語の神経機構』共立出版 (1996)

(24) Y. Soma, M. Sugishita, K. Kitamura, S. Maruyama and H. Imanaga, "Lexical agraphia in the Japanese language: Pure agraphia for kanji due to left posteroinferior temporal lesions", *Brain*, **112**, 1549-1561 (1989)

(25) K. Nakamura, et al., "Participation of the left posterior inferior temporal cortex in writing and mental recall of kanji orthography: A functional MRI study", *Brain*, **123**, 954-967 (2000)

(26) S. E. Shaywitz, "Dyslexia", *Scientific American*, **275** (5), 78-84 (1996)

(27) J. Stein and V. Walsh, "To see but not to read; The magnocellular theory of dyslexia", *Trends in Neurosciences*, **20**, 147-152 (1997)

(28) A. M. Galaburda, G. F. Sherman, G. D. Rosen, F. Aboitiz and N. Geschwind, "Developmental dyslexia: Four consecutive patients with cortical anomalies", *Annals of Neurology*, **18**, 222-233 (1985)

(29) M. S. Livingstone, G. D. Rosen, F. W. Drislane and A. M. Galaburda, "Physiological and anatomical evidence for a magnocellular defect in developmental dyslexia", *Proceedings of the National Academy of Sciences of USA*, **88**, 7943-7947 (1991)

(30) G. F. Eden, et al., "Abnormal processing of visual motion in dyslexia revealed by functional brain imaging", *Nature*, **382**,

66-69（1996）

(31) S. E. Shaywitz, et al., "Functional disruption in the organization of the brain for reading in dyslexia", *Proceedings of the National Academy of Sciences of USA*, **95**, 2636-2641（1998）

(32) E. Temple, et al., "Disruption of the neural response to rapid acoustic stimuli in dyslexia: Evidence from functional MRI", *Proceedings of the National Academy of Sciences of USA*, **97**, 13907-13912（2000）

(33) M. Habib, "The neurological basis of developmental dyslexia: An overview and working hypothesis", *Brain*, **123**, 2373-2399（2000）

(34) R. Hari and H. Renvall, "Impaired processing of rapid stimulus sequences in dyslexia", *Trends in Cognitive Sciences*, **5**, 525-532（2001）

(35) R. W. Sperry, "Lateral specialization in the surgically separated hemispheres", In *The Neurosciences: Third Study Program* (Eds. F. O. Schmitt and F. G. Worden), The MIT Press（1974）

How the Brain Creates Language

第8章

自然言語処理

人工知能の挑戦

コンピュータは言語でデザインされるだけでなく、
それ自身、言語を操作するための道具である(1)。
――テリー・ウィノグラード　Terry Winograd

人工知能とは

「人工知能」とは、物を見る・身体を動かす・考えるといった人間の知能の一部分を、人工的に実現するアプローチである。人工知能の研究は、一九五〇年代からコンピューターの誕生とともに始まった。実際、研究者は、自分がいかにして問題を解いているかを内省しながら、人工知能のシステムを作ってきたという(2)。

このような工学の立場からのアプローチは、「人間の知能とは何か」という根本的な問題に対して、いかにわれわれが何も知らないかということを逆に気づかせてくれた。電卓のような計算の速さや正確さ、CD―ROMのような膨大なデータベースの記憶力は、人間の知能を実現したとは言えない。むしろ、これらは人間の知能とは次元の違う能力であると感じられる。

日本でも、一九八〇年代に第五世代コンピューター・プロジェクトが進められて、新しいタイプの計算機が作られたが、応用として考えられていたものの大半は宿題として残ってしまったのが現実である(3)。人工知能の挑戦は、今も続いている。

脳はコンピューター?

脳がコンピューターのようなハードウェアだと考えている人は多い。ファミコンを買ってもゲームソフトがなければ遊べないし、ＤＶＤプレーヤーを買ってもディスクがなければ映画は見られない。このような考えでは、脳は「箱」にすぎないことになり、そこで、箱の中身が心だと考える。脳のハードウェアの上にソフトウェアの階層がいくつかあるという状態を、「心」と見なすわけだ。しかし、このたとえは、当たっているところもあれば、外れているところもある。

当たっているところは、情報の処理がハードウェアに依存していることである。ソフトウェアがハードウェアに依存して決まるという意味では、積み上げ的にできていると言える。そういう階層性を考えると、ハードウェアの上にソフトウェアが乗っているというたとえはわかりやすい。ただ、それをやり過ぎると、工学の世界では、ハードウェアとソフトウェアを分けることは可能だから、人間でも脳と心は分けられて、全然別物だと思ってもいいのではないかという二元論の立場になってくる。そうなるとハードへの依存性が希薄になってきて、ソフトウェアが一人歩きすることになってしまう。

それでは、人間の使っている言語はそのようなソフトウェアの一つかというと、そこまでハードとソフトは分離できないかもしれない。つまり、言語はもっと脳に密着していて、脳がこのようにできているから言語はこのようにはたらくのだというように、脳の機能として決まっている可能性がある。自然言語を扱える、現在唯一のハードウェアが、脳なのだから。

チェス・コンピューター

チェスの世界チャンピオン、アゼルバイジャン出身のカスパロフ（G. Kasparov　一九六三〜）が、IBMの開発したチェス・コンピューター「ディープ・ブルー」との六番勝負に敗れたニュース（一九九七年）は、「人工知能の勝利」として広く報道された（図8－1）。

映画『2001年宇宙の旅』（一九六八年）には、宇宙船に搭載されたコンピューター「HAL」が乗組員とチェスをして勝つというシーンがあったが、当時は多くの人がフィクションだと思っていた。さらに遡って十八世紀には、チェスをする自動人形の見世物があって、後にエドガー・アラン・ポー（Edgar Allan Poe　一八〇九〜四九）は、「機械に思考はできない」という理由で、中に人間が隠れていることを見破ったと言われている。今では、一〇ドルほどで売られているチェスのソフトでも、九割以上の人が負けてしまうくらいに強い。人間はミスをするが、ミスをしないようにプログラムされたソフトには、実力レベルを落としても人間に楽勝するくらいの余裕がある。人間の暗算の能力をはるかに上回る電卓に対して、もはや驚きを感じなくなっているのと同じように、チェスが人間より強いコンピューターは、もはや常識になりつつある。

それでは、これで人間の思考の一端が解明されたかというと、それは正しくない。チェス・コンピューターは、一手ずつしらみつぶしに先読みをして、それぞれの損得を評価し、もっともよい手を選んでいるので、人間の直感や大局観に基づく思考とは根本的に違う。人工言語と自然言語との違いと同じように、チェス・コンピューターは人工知能であって、「自然知能」ではない。それから、「ディープ・ブルー」はチェスのことしか計算できないので、人間の思考のごく一部分をモデル化したのにすぎない。しかし、この能力をチェスのモジュールと考えれば、他の思考モジュールを追加していくことで、バランスよく物事を「考える」コンピューターが現れるのも、時間の問題だろう。

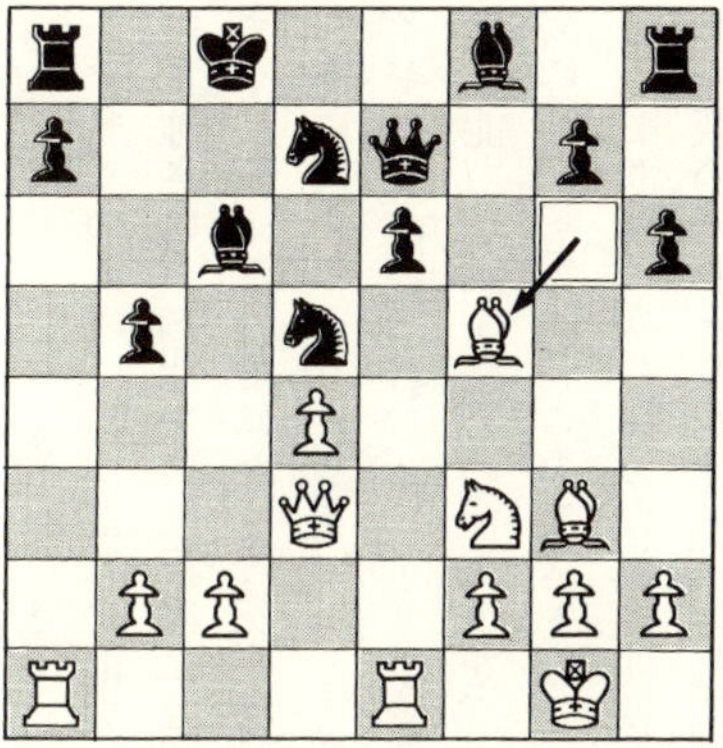

図8－1　人間とチェスをする人工知能
最終戦で、ディープ・ブルー（白）が矢印のようにビショップを動かして勝利を決めた局面。カスパロフ（黒）はこの後、二手を指して投了。

チューリング・テスト

それでは、どんな基準で「コンピューターは考えることができる」と見なすことができるだろうか。「三万四九五七足す七万七六四は？」とたずねて、すぐに

「一〇万五七二二」と答えられるコンピューターは、はたして「考えている」と言えるだろうか。多くの人は、電卓並みの能力では「知能」と見なさないだろう。しかも、誤りを犯さない正確さは、知能を表す尺度になるとは限らない。同じ足し算の問題で、コンピューターがすぐに答えるのではなく、三十秒くらい経ってから「一〇万五六二一」と間違って答えたら、逆に人間のように考えていると錯覚するかもしれないのである。

イギリスの数学者、チューリング（A. M. Turing 一九一二～五四）は、コンピューターの考える能力を試すためのテストを、一九五〇年に提案した（この足し算の例もチューリングの論文に載っている[4]）。このテストは、人工知能の試金石として、「チューリング・テスト」と呼ばれており、次のような単純明快なものである。ある人が、話題を適当に選んで未知の相手と筆談のやりとりをする。現代的には、電子メールかチャットを使えばよい。未知の相手は、人間かもしれないし、コンピューターかもしれない。コンピューターが相手であることが見破られなかったら、そのコンピューターのプログラムはチューリング・テストに合格とする。つまり、人間と自然に会話するプログラムができたときを、人工知能の一つの到達点と見なそうというものだ。

実際には、どんなに優れたプログラムでも、ちょっとした文法ミスや不自然な言い回しのために、すぐに「不合格」になってしまう。チューリング・テストには、一九九一年にアメリカでレーブナー賞（Loebner Prize）という一〇万ドルの懸賞金と金メダルが用意されたが、まだ合格者は現れていない。もし、チューリング・テストが筆談の代わりにチェスを採用していたら、合格のプログラムは二十世紀中に現れていただろう。人間臭い棋風というものも、すでにプログラム化されているし（Kamikaze というオプションを見たことがある）、図８−１のように、捨て駒でコンピューターが勝つことも珍しくないからである。

チューリング・テストは、現在の人工知能の夢につながっている。人間と会話をするコンピューターの開発プロジェクトが、現在世界中で進められており、イスラエルのＨＡＬと呼ばれるプロジェクトでは、今のところ二歳程度の会話能力だそうである。

機械は心を持つことができるか？

それでは、あと何十年かしたら、心を持つコンピューターはできるだろうか？　私の答えは、イエスである。人間と同じようにチェスの思考をするコンピューターを作るのは難しいが、人間の相手ができるチェス・コンピューターはすでに存在する。人間と同じように心を持つコンピューターを作るのは難しいが、人間の会話の相手となるコンピューターは、チューリング・テストの合格者が現れる頃に実現するだろう。だから、心を「持つように見える」機械を作ることは十分できるだろう。

アメリカのSF作家、アシモフ（I. Asimov　一九二〇〜九二）の短編（"Bicentennial Man"）を映画化した『アンドリューNDR114』（一九九九年）は、近未来をうまく言い当てている。高性能ロボットのアンドリューは、自力で知識を吸収できるという能力を持って生まれた。いろいろ失敗もするが、そのたびに新しいことを学んでいく。だんだん、人間とうまく会話ができるようになる。確実に人間の世界に適応していくアンドリューの振る舞いを見る限り、たとえ心のからくりが違っていても、心を持つことは疑えない。

それでは、ロボットと人間の違いは何か？　結局、心の有無では、ロボットと人間を区別できないことになる。第1章で説明した生命と心の階層性を考えると、心のレベルで決着がつかないなら、生命があるかどうか、すなわち不老不死かどうかを問うことになる。しかし、ロボットの体に老化する素材を用いれば、ロボットもいずれは死を迎えることになる。ここまでくると、もはやロボットを人間と認めざるを得なくなってしまう。この物語のラストシーンは、そこまで踏み込んでみせた。

人間と対話するプログラム

欧米の機械翻訳（machine translation：自動翻訳）プロジェクトは、一九六〇年代半ばには頓挫してしまい、言語はコンピューターで扱うのには複雑すぎるというネガティブな空気の中

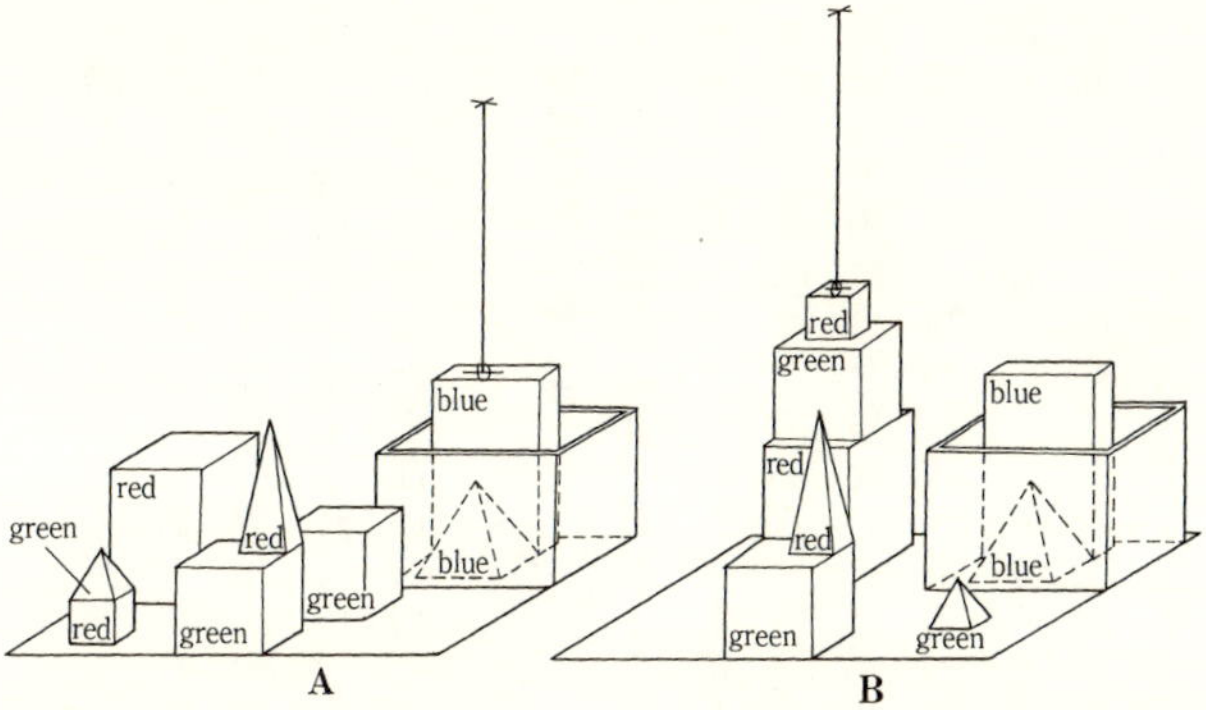

図8－2　人間と対話をする人工知能　文献（5）より

で、人工知能の研究が始まった。[1] ウィノグラードは、自然言語の命令文や疑問文に対して、意味を解釈して応答するプログラムを、LISP（list processor）というプログラミング言語で作った。[5] 机の上にあるいくつかの積木をロボット・アームで動かす、という単純化された仮想空間で、例えば次のような対話が行われる（図8－2A）。

人間　「箱に入っていない角形の積木はいくつですか」
ロボット　「四つです」
人間　「赤い角形の積木の両方と、緑の角形の積木かピラミッド型の積木のどちらかを積み上げて下さいますか」
ロボット　「了解」（その結果は図8－2B）
人間　「どうもありがとう」
ロボット　「どういたしまして」

最後の部分のようなイディオムは、あらかじめ覚えさせておけば簡単だ。もっと複雑な文法処理はもちろん、単語や文の意味を推論し、あいまいな命令でも解釈して実行していることがわかる。この仮想空間に関する限り、ウィノグラードのプログラムはチューリング・テストに合格したかもしれない。しかし、実際のチューリング・テストでは、どんな話題にも対応しなくてはならないので、これが難しい。

機械翻訳の難しさ

人工知能開発には、このような多くの努力が傾けられたにもかかわらず、言語を自由に操れるコンピューターはまだ実現していない。機械翻訳の研究も、世界中で進められてきたが、まだまだ発展途上である。統語論や形式文法の知識をできる限り取り入れたとしても、機械翻訳は実用にはならないことがわかった。

単語には複数の意味があるので、文として統合したときに、どうしたら全体として意味の通るようになるのかがわからない。難解な英語の文章を訳すときに、辞書でわからない単語を調べても、たくさんの意味が出ているので、なかなか意味が通らなくて苦労した経験はないだろうか。翻訳という作業では、ちょうどジグソーパズルのように、候補となるいくつかのピース（意味）がうまくつながるかを試してみなくてはならない。しかも、文を単独で取り出すと意味があいまいな場合も多く、前後の文章の流れを追わないと解決しないこともある。人間でさえうまいやり方がわからないのだから、機械に任せるのは、なおさら難しい。これが言語理解の壁である。

チェス・コンピューターが力業で人間を負かしたように、二つの言語の対応関係を膨大なデータベースにしてしまえば、機械翻訳の技術も近いうちに実用化されるかもしれない。しかし、それによって人間の行っている言語理解のメカニズムが解明されるわけでないのは、チェス・コンピューターと同じことである。

脳を創る

日本は、二十一世紀を「脳科学の世紀」と位置づけて、脳科学の研究を推進する計画を立てた。その際に、脳研究に重要な三つの柱として、「脳を知る・脳を守る・脳を創る」という目標を掲げた。私は、このうち、「脳を創る」というプロジェクトに参加してきた。脳における言語機能は、複雑かつ精緻なシステムによって支えられている。従って、言語機能にかかわる個々の神経活動だけを追っていてもシステム全体の仕組みはわからないし、外部からシステム全体の活動のみを追っていてはそれを支える機構がわからない。言語の脳研究で

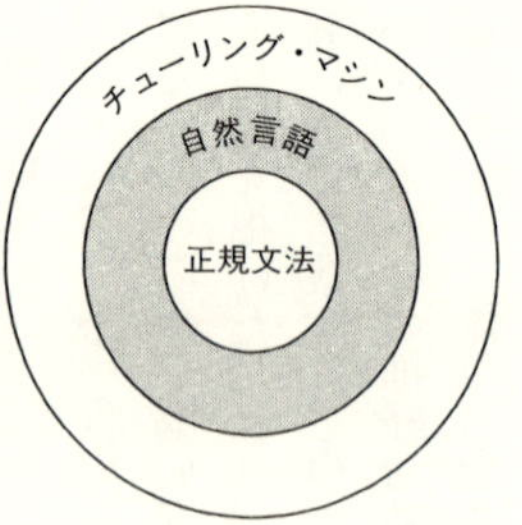

図8－3　チョムスキー階層

は、脳のモデルを創るというアプローチも必要である。現在、私の研究室が目指しているのは、言語獲得ができる脳のモジュール、すなわち「言語獲得装置」のメカニズムを脳のモデルとして明らかにすることである。

チョムスキー階層

チョムスキーは、普遍文法もしくは生成文法と呼ばれる、人間の言葉に共通した文法の構造があるという説を出して言語学の基礎を作った（第4章）。さらにチョムスキーは、「チョムスキー階層」と呼ばれるようになった考えを出して、記号処理の全般にわたる基礎を作ったことでも有名である。これは、自然言語を含めたさまざまな記号処理の文法を見渡したときに、一定の階層があるという考えである。実際、日本語だけでなく、C言語やパスカルなどのプログラミング言語も、それぞれの文法の規則に従っているわけだ。

もっとも広い文法の階層は、チューリング・マシン（〇《ゼロ》型文法）と呼ばれている。その中に自然言語、さらにその中に「正規文法（三型文法）」がある（図8－3）。自然言語はチューリング・マシンほど広い必要はない。しかし正規文法では狭過ぎて人間の使う言語を説明できない。両者の中間に文脈依存文法（一型文法）、文脈自由文法（二型文法）という文法を考え、その規則を見出して定義を与えたのがチョムスキーである[6]。自然言語の文法がどちらであるかはまだ議論のあるところだが、チューリング・マシンと正規文法の間にあることは間違いない。

チョムスキーの二つのアイディア

チョムスキーが自然言語の普遍文法というアイディアを出したときには、すでにこのような文法の階層というアイディアを持っていたのではないかと思われる。チョムスキーの二つのアイディアは、どちらも言語のユニークな規則性に由来する。つまり、文法規則を言語の核心的な性質として認めることによって、その規則性がいかにユニークなものであるかを確信したに違いない。言語の領域固有性や、自然言語としての固有性も、すべては規則性のユニークさに帰着できる。その規則性が必然的であると確信したからこそ、それが生得的な性質であると信ずるに至ったのだろう。自然言語の文法が固有のものであれば、それは人の言語に普遍的であり、かつ一定の階層を作ることになる。

比較のために意味処理を考えてみよう。自然言語の意味処理は、外界の内容を人間の認知能力によって切り取ったのだから、やはり人間にユニークな性質を持っているかもしれない。

しかし、まさに意味論の研究自身が明らかにしてきたように（例えば第3章で説明した言語的相対論）、意味論の性質は言語間で普遍的なものではない。また、自然言語の意味処理は、一般の記号処理の中で階層を作るということもない。これは、意味処理に明確な規則性がないことに由来する。同様にして、意味は領域一般性を持ち、後天的な学習によって決定されることになる。

チョムスキーによって、情報科学としての言語のとらえ方と、言語学の流れの両方が融合し、新しい言語のサイエンスが生まれた。これが、認知革命と言われる新しい潮流（第1章）の始まりなのである。チョムスキーは、言語の現象を整理する法則を見出したわけで、次は、その法則がいったい何によって支えられているのかを調べる必要がある。このチョムスキーの二つのアイディアに対応するメカニズムを実際の脳で明らかにするのが、言語の脳科学の課題である。

万能脳のパラドックス

チューリング・マシンは、いわば万能コンピューターであるが、脳と比べてどちらの能力が優れているのかは議論の分かれるところだ。第6章で説明したように、脳の領野には機能分化があるわけなのだが、例えば視覚野のニューロンはもとから視覚情報しか処理できないわけではなく、入力が視覚情報に限られていること（入力制限）が機能分化の原因となっている。網膜のニューロンが光刺激を受容することに特別な分化をしているのに比べて、大脳皮質のニューロンは万能だと考えられている。実際、網膜からのニューロンが視床を経て聴覚野へ投射するような特別な手術を行った動物実験によれば、一次視覚野とほぼ同じような構造が一次聴覚野にもできることがわかっている(7)。ただし、高次の感覚野や連合野の機能分化がどのようにして決まるのかは、まだわかっていない。

脳がチューリング・マシン並みに万能であるならば、言語の処理もやすやすとできてしまうのだろうか。それならば、サルの脳は基本的な構造が人間の脳と同じなので、言語を処理する能力があることになってしまう。もしサルの脳でそれができるのなら、なぜサルは言語を使わないのだろうか。発声器官の構造の違いは、その理由にはならない。脳に言語能力が備わっているなら、自然に手話を使うはずだからである。この問題を、「万能脳のパラドックス」と呼ぶことにしよう。

言語野は万能でない

私の考えでは、サルの脳が万能であっても一向に構わない。知覚や記憶に関する複雑な情報を扱うには、脳の能力ができるだけ高いことが望ましい。しかし、もし人間の脳のどの領野もチューリング・マシン並みだとすると、自然言語に特有の文法は現れないことになってしまう。チョムスキー階層によれば、自然言語の文法は、チューリング・マシンの能力よりも狭いからである。万能であって何でもできるのならば、限られたことをするように強制されない限り、特殊な計算は行わない。「多芸は無芸」ということわざがあるが、何でもできる人は、一芸に秀でているわけではない。

そこで、人間の言語野では、入力制限のためか、それとも言語野固有の原因により、大脳皮質一般の機能が制限されて言語しか処理できないように特殊化していると考えてみよう。ちょうどチェス・コンピューターがチェスの計算しかできないように、言語野は言語の計算しかできなくなっているとする。機能の一部が制限された方が進化的に高等だと言うのは、一見無理があるように思えるかもしれないが、実は理にかなっている。それは、抑制性の機能を持つ遺伝子（他の遺伝子の発現を制御する遺伝子の一つ）が、新しくつけ加わったためだと考えられるからである。

ムカデは、体節ごとに足を持っているわけだが、さらに進化した昆虫では、胸部の体節にしか足がない。これは、昆虫の頭部や腹部の体節で足が生えないように抑制されているためである。このようなはたらきを持つ遺伝子（ホメオティック遺伝子と言う）がうまくはたらかないと、ハエの触角が足に変わってしまったりすることがわかっている。同じ理由で、四枚羽根のトンボより二枚羽根のハエの方が進化していると言える。

突然変異によって、もともとチューリング・マシン並みの能力を持っていた大脳皮質の機能の一部が抑制されたとする。その結果が文脈依存文法の能力だとすれば、自然言語に最適な計算ができるようになったことが理解できる。

言語獲得理論への最初の取り組み

言語獲得の原理についても、理論的なアプローチがヒントを与えてくれる。ある文法規則に従う正しい文（正例、肯定証拠とも言う）と、これに従わない誤った文（負例、否定証拠とも言う）を一つずつ与えていき、元の文法を推定することを、「文法推論」と言う。アメリカのゴールド（E. M. Gold）は、文法推論の問題を次のように定式化した。(8)

正しい文法推論とは、与えられた文の列から元の文法を推定するときに、ある有限の数の例から先では、その推定が同じ正しい結果に収束して変わらないということである。文法の表し方が違っていても、その文法から生成される文が正例と同じものであれば成功と見なす。それぞれの文が、正例なのか負例なのかという情報とともに提示されるとき、正例と負例を提示する順序をうまく選んでやれば、文脈依存文法が推定できることを、ゴールドが示した。なお、あらゆる正例と負例の文が提示されるならば（完全提示と言う）、提示の順序はどう選んでもよいことがわかっている。

しかし、正例だけを勝手な順序で提示したときは、正規文法でさえ推定できなくなることがわかった。正規言語は自然言語よりも狭い文法に従うので、自然言語は正例だけでは獲得できないことになる。つまり、文法的に誤った文を、間違った例としてときどき与えないと、言語が獲得できないことになる。

このように、文法についての知識があらかじめ用意されていない限り、負例が与えられなければ、自然言語を獲得するのは原理的に不可能なのである。幼児の言語獲得で、言い間違いのような負例がどの程度与えられるのかはわからないし、間違ってもいちいち直さない場合がほとんどだろう。実際問題として、正例と負例の順序がうまく選ばれて提示されることはないし、完全提示も現実的ではない。負例に頼らないならば、文法についての知識は、乳幼児の脳に存在すると仮定しなくてはならない（第2章）。

コネクショニスト・アプローチ

脳のニューロンのような計算の素子を人工的に組み合わせて、記憶・情報処理などの機能を行うモデルを、ニューラルネット（人工神経回路網）と言う。これは、いわゆる「ニューロ」と呼ばれる技術だが、汎用コンピューターに並ぶようなモデルは、まだできていない。

計算時間が無限にかかってよければ、チューリング・マシン並みの計算ができると言われているが、これでは実用にならないだろう。それから、現実の脳と同じように、ニューラルネットに雑音が入り込むと、計算の精度が落ちてしまう。

ニューラルネットでは、ニューロンに相当する素子同士の結合（コネクション）を強めたり弱めたりすることで、学習の効果を保存する。このようなアプローチのことを、「コネクショニスト・アプローチ」または、「コネクショニズム」という。この方法では、一つのニューロンに特定の情報を記憶させることはできず、全体のネットワークとして情報を表現させることになる。そのような情報の表現のことを、「分散表現」と言う。シンボル（記号）のような具体的な対応物がない、という意味で「ノンシンボル」と言うこともある。

まだ解決していない大問題は、言葉のような「シンボル」の世界を、どうやってニューラルネットのようなノンシンボルで表現するかである。いくらニューラルネットを眺めてみても、要素となる情報が分散しているために、シンボルを直接表現できていないわけだが、脳はこの点を巧妙に解決している。脳は、何層ものニューラルネットを積み上げていって、一番上の階層では、少数のニューロンの組合せで、例えば人の顔といった、具体的なシンボルを表現していると考えられている。シンボルとは、階層によって得られる情報表現なのかもしれない。ニューラルネットを積み重ねていって、どこまでシンボルが表現できるかを確かめてみる必要があるだろう。

ニューラルネットで何ができたか

ラメルハート（D. E. Rumelhart）とマックレランド（J. L. McClelland）は、英語の動詞を入れたときにその過去形に変換する、簡単なモデルを作った。[9] 語数の増加に沿って、まず規則動詞と不規則動詞の両方が学習され、次に、ほとんどの動詞にedをつけてしまう過剰な一般化が起こり、そして最終的には正しく両者の区別ができるようになることを示した。つまり、明示的な規則や文法を仮定しなくても、単語の活用変化を「学習」できることを理論的に示したわけだ。しかし、ニューラルネットでできたからといって、実際の脳が同じ方法をとっているという証拠にはならない。マックレランドの主張は極端で、言語に文法規則は一切必要ないという立場をとっており、チョムスキーに対抗するもっとも急進的な論客である。しかし、コネクショニストのモデルは、この二十年間に精緻化どころかほとんど発展していないことからも、行き詰まりの感はぬぐえない。

エルマンは、フィードバックのある単純なニューラルネットを用いて、[10] 英文の単語が一つずつ入力されるとき、次に来るべき単語を予測するようなモデルを調べた。この結果、埋め込み文（「太郎は次郎が花子をほめると思った」のような複文）でも、主語と述語の数の一致などの英文法に従うという結果が得られた。しかし、この結果は、単語間の関連性が学習できただけで、主語と述語間の関係が獲得されたわけではなく、文の生成規則を獲得できたわけでもない。また、最初から複雑な文を学習させることはできず、徐々に与えなくてはならない。

ニューラルネットによる確率モデルをうまく使えば、負例を明示的に与えなくても、予期しないときに暗黙のうちに与えるだけでエルマン流の学習は可能だという主張がある。(11) しかし、「何でも学習できるような汎用のニューラルネットがあると考えるのが、そもそもの誤りだ」、というマーカス（G. F. Marcus）の意見(12)はもっともである。チョムスキーは、コネクショニズムは「非常に急進的な抽象」であり、「正しい事柄を抽象していると信じる理由がまったくない」として、「言語の場合となると、コネクショニスト・モデルを支持する証拠は、いまのところ、ほとんどゼロ」と痛烈に批判している。(13) ニューラルネットでは、前項のようにシンボルの処理が苦手であり、例えば「規則動詞を過去形にするときにedをつける」といった規則（一般化）をモデル化できず、未だ解決の決定打はない。(14)

●引用文献

(1) T・ウィノグラード、F・フローレス(平賀譲訳)『コンピュータと認知を理解する―人工知能の限界と新しい設計理念』産業図書(1989)

(2) 白井良明『人工知能とはなにか』岩波書店(1985)

(3) 竹内郁雄(編・監修)『AI奇想曲―「知」の次世代アーキテクチャ』NTT出版(1992)

(4) A. M. Turing, "Computing machinery and intelligence", *Mind*, **59**, 433–460 (1950)

(5) T. Winograd, "Understanding natural language", *Cognitive Psychology*, 3, 1–191 (1972)

(6) N. Chomsky, "On certain formal properties of grammars", *Information and Control*, **2**, 137–167 (1959)

(7) J. Sharma, A. Angelucci and M. Sur, "Induction of visual orientation modules in auditory cortex", *Nature*, **404**, 841–847 (2000)

(8) E. M. Gold, "Language identification in the limit", *Information and Control*, **10**, 447–474 (1967)

(9) D. E. Rumelhart and J. L. McClelland, "On learning the past tense of English verbs", In *Parallel Distributed Processing* (Eds. D. E. Rumelhart, J. L. McClelland and the PDP Research Group), Vol. 2, The MIT Press (1986)

(10) J. L. Elman, "Distributed representations, simple recurrent networks, and grammatical structure", *Machine Learning*, 7, 195–225 (1991)

(11) D. L. T. Rohde and D. C. Plaut, "Language acquisition in the absence of explicit negative evidence: How important is starting small?", *Cognition*, **72**, 67–109 (1999)

(12) G. F. Marcus, "Language acquisition in the absence of explicit negative evidence: Can simple recurrent networks obviate the need for domain-specific learning devices?", *Cognition*, **73**, 293–296 (1999)

(13) N・チョムスキー（大石正幸訳）『言語と思考』松柏社（1999）
(14) 櫻井彰人、酒井邦嘉「言語獲得のモデル」数理科学 444, 45–51（2000）

How the Brain Creates Language

第9章

言語入力の脳メカニズム

単語から文へ

私をもっとも強く駆り立てるのは、知る限りでもっとも複雑な構造物（脳）のはたらきに対する純粋な好奇心である[1]。

——ディビッド・ヒューベル　David Hubel

脳機能イメージング

脳機能イメージングとは、脳のはたらきを画像化するための手法で、脳の活動パターンを「見る」ための先端技術が駆使される。[2] 言語研究に用いられる脳機能イメージングの手法としては、第5章で説明した脳波・脳磁計測に加えて、PET（positron emission tomography：ポジトロン〈陽電子〉断層撮影法）とfMRI（functional magnetic resonance imaging：機能的磁気共鳴映像法、機能的MRI）が中心である。言語の脳科学における実験の突破口を開いたのは、脳機能イメージングに他ならない。

PETの方法

PETとは、酸素原子を同位体（^{15}O）に置き換えた酸素ガスや水を体内に取り込んで、放射性崩壊で出てくるポジトロンがまわりの電子と衝突して生ずるガンマ線をとらえる方法である。脳の中で神経活動が盛んな場所は、代謝が盛んに行われるので血液が集中し、その結果ガンマ線の放出量も増えることになる。

酸素の同位体を作るのには、ベビー・サイクロトロンと呼ばれる加速器が必要である。二分ほどで半減するとはいえ、体内では放射線の内部被曝が起こるので、同じ人に何度も被験者になってもらうことはできない。そのうえ、信号の感度が低いために、複数の被験者から得られたデータの平均をとるのが一般的である。そのため、脳の構造と機能の個人差が、結果に大きく影響するという問題があった。fMRIが広く使われるようになってPETの出番は減りつつあるが、血流量や化学物質の代謝を調べるようなPETを使わなくてはできない実験もある。

fMRIの方法

fMRIと呼ばれる技術は、一九九一年に初めて報告された[3]。脳の活動とMRIの信号値（水素原子からの磁気共鳴信号）が相関することが発見されて、それがfMRIの始まりとなった。脳が活動すると、局所的に脳の血流量が増加するが、血液中のヘモグロビンは、酸素が結合した状態（酸素化ヘモグロビン）と離れた状態（脱酸素化ヘモグロビン）で磁気的な性質が変わる。増加した動脈血では磁場を乱す脱酸素化ヘモグロビンが少なくなるため、その場所のMRIの信号が増えると考えられている。ある課題を行っているときのMRIの信号変化を手がかりにして、その課題に関係した脳の場所を統計的に検出できるのだ。

fMRIはPETよりも空間分解能・時間分解能の両方で優れている。fMRIの空間分解能は一ミリメートル程度、時間分解能は数秒以下である。この時間分解能は、脳の活動から約六秒後に血流の変化が最大になることに起因する。血流の変化に伴う信号の時間変化は、ヘモダイナミクス（hemodynamics）と呼ばれている。瞬間的な刺激（事象と呼ばれる）に対しても、常に一定のヘモダイナミクスが観察されるので、複数の刺激に対するヘモダイナミクスの重なりを分離することができる。この技術は、事象関連ｆＭＲＩ（event-related fMRI）と呼ばれている。

ｆＭＲＩは、放射線の被曝といった侵襲性がないので、同じ被験者でくり返し実験を行って、再現性を確かめることができる。同じ人で実験をくり返すと、条件が一定ならば同じパターンを示すので、他の人と比べることができる。また、ｆＭＲＩの信号の感度はＥＲＰやＭＥＧよりもはるかに高く、数回程度の加算で十分であり、一回の試行で局所的な活動をとらえることも可能である。

ＭＲＩによって、脳に腫瘍《しゅよう》があるとか、出血や梗塞《こうそく》があることが、切らずに目で見てわかるようになったわけだが、脳の活動も見えるようになったのは驚きであろう。個人差がどのように調べられるかが、今後のｆＭＲＩの課題である。健康診断の結果で、この範囲の数値ならば正常という目安があるように、脳機能についても、そのような個人データの蓄積が大切になってくる。現在は、病院の検査でＭＲＩを使う目的は、脳のはたらきではなく病変を見つけることが中心だが、近いうちに脳機能の検査もどんどん行われるようになるだろう。

このように、脳のダイナミックな変化がわかるようになると、解剖学で見ていた脳の構造とは違ったものが見えるようになる。顕微鏡で脳などの生体試料を見るときには、切片を作って、染色して、完全に死んで固まったものをサンプルにする。ところが、生きていて変化する脳の状態を見ると、脳のはたらきを知る手がかりが得られる。脳は瞬時に機能が変わるようなダイナミックな場所である。

光トポグラフィの方法

脳機能を測るための侵襲性のない新しい技術として、「光トポグラフィ（optical topography, OT）」という手法がある。日本の日立製作所が、一九九五年に世界で最初に開発した。これは、頭皮に近赤外のレーザー光を当てて、返ってくる反射光と散乱光の強度からヘモグロビンによる吸収率を計算し、脳の局所的なヘモグロビンの濃度変化を調べる方法である。光源を一つではなくて、格子状に複数配置するのが、光トポグラフィの優れたアイディアである。波長の異なる二つのレーザー光を使うことで、酸素化ヘモグロビンと脱酸素化ヘモグロビンの濃度を両方測ることができるのも、fMRIにはない特徴である。光トポグラフィの空間分解能は二〜三センチメートル程度、時間分解能はfMRIと同じ数秒以下である。

MRI装置の重さは五トン近くあって、磁場を発生するために大型の設備が必要なのに対して、光トポグラフィは、パーソナル・コンピューターにレーザー光の発生装置と受光装置がついたコンパクトな構成なので、移動しやすいという利点がある。測定装置をつけっぱなしにして計測を続けておいて、何か閃《ひらめ》いた瞬間の時刻を記録しておけば、閃きのような思考をとらえられるかもしれない。

差分法

脳機能イメージングによる言語研究は、ピーターセン(S. E. Petersen)らが先鞭をつけた(4)。この実験のデザイン(パラダイムと言う)は、英単語(物体の名前)を提示して、次の三段階の脳活動を調べるものだった。

【段階一】受動的な単語の知覚(見るだけ、または聞くだけ)
【段階二】単語の復唱
【段階三】物体を使うときの動詞(例えば 'cake' なら 'eat')の回答

段階二から段階一を差し引けば発話の成分が残り、段階三から段階二を差し引けば意味上の連想の成分が残る、という仮定に基づいて、PETにより脳の活動を比較した。このように二つの段階で脳の活動を比較する方法を、「差分法（subtraction method）」と呼ぶ。

その結果、発話に対応する領域は、両側の一次運動野とブローカ野などであり、意味上の連想に対応する領域は、左脳の前頭葉（ブロードマンの47野周辺）と右の小脳などであった。この前頭葉の領域は、単語を提示しただけでも活動を示すが、非単語（例えば'polr'）の提示では活動しないので、単語の意味処理に関係するのではないかと考えられている。

脳機能イメージングによる言語研究の問題点

こうした差分法のパラダイムでは、各段階におけるメンタルな負荷や注意の程度などの相違を、完全に排除することはできない。ピーターセンの実験で、段階三の方が段階二よりも難しいことは明らかなので、前頭葉の活動は単に課題の難しさを反映しているかもしれないのである。そもそも、異なる認知機能の間で差し引きができるというのは、厳密には正しくない。段階二が含む段階一の成分に対する活動は、段階一だけの場合と比べて促進されることもあれば、逆に抑制されることもあるだろう。もしそうならば、二つの状態の差を取ったところで、依然として段階一に対する活動の差が含まれており、段階二だけに含まれる成分を抽出したことにはならないのである。それにもかかわらず、脳機能イメージングによるほとんどの研究は、そのまま差分法を踏襲したものにすぎない。

これまでの脳機能イメージングによる言語研究に共通した問題点は、対照条件の不備とパラダイムの貧困である。「何もしない」という安静状態や、ある一点を見つめている状態を対照条件とする実験がたくさんある。しかし、このときの言語的な状態については全く統制されていない。言語の実験では、いかに内言をコントロールするかが問題なのである。内言によるブローカ野の活動を報告した研究でも、対照条件として「装置のノイズに注意を向けさせて、うっかり内言が起こったりしないようにした」という程度の条件が使われていて、ほとんど拘束力がない。また、「意味的判断課題」として、動物の名前を聞かせて、アメリカ原産の家畜かどうかを答えさせ、対照条件の「音程判断課題」では、低い音と高い音をいくつか含む音列で、高い音が二回含まれたかどうかを答えさせるものがある。(5) このようなパラダイムで「言語野が複数見つかった」という結論を引き出したのでは、あまりに言語に対する理解が浅薄すぎる。

語彙論主義の呪縛

ピーターセンらの実験の後、言語の研究と言っても、単語を刺激として用いるだけの研究が延々とくり返された。単語が同じ韻を踏むかどうかの判断を調べたり、単語と非単語を区別したりする課題がくり返し使われている。はじめのアルファベット三文字を提示して単語を完成する、「語幹完成課題」もよく使われるが、言語学の「語幹」の概念とは全く関係ない。一九九三年に、やっと単語だけではなく「文」を刺激として用いた報告が現れたが、脳機能イメージングで言語学上の問題を取り上げるまでには、さらに時間を要した。

なぜこんなにも単語の研究ばかりが多いのか、その理由がやっとわかってきた。そもそも、多くの脳科学者の言語に対する見方には、生成文法の考えがほとんど入っていないのである。古典言語学には、「語彙論主義（lexicalism）」といって、あらゆる言語の現象を単語の記憶に基づいて説明しようとする立場がある。言語を専門とする多くの脳科学者の考えは、語彙論主義とよく似ており、言語の要素とは、第3章で説明した意味論や音韻論がすべてである。そこには、第4章で説明したような統語論がほとんど現れてこない。彼らの主要な関心は、意味や音韻の情報が、脳のどこにどのように記憶されているかを調べることであると考えている。つまり、統語論こそが言語の本質だという認識がないのだ。

そこで、単語だけを使った課題のように、文法を使わずに扱える言語要素に実験対象を限ることになる。文を対象にすると、統語論の問題を避けて通れないので、あえて対象を限定して、批判を受けないようにガードを固めている。このやり方は、第2章で説明した行動主義とよく似ており、語彙論主義の研究者には、言語学ではなく心理学を専攻してきた人が多いようである。言語学と心理学の間の溝は、理系と文系の間のように深いのかもしれない。

言語のサイエンスを始めるには、「○○主義」の呪縛が解けなくてはならない。

聴覚野の言語に対する反応

脳機能イメージングを用いて言語の脳科学を始める際に、私の研究室では音声入力が聴覚野でどのように処理されるかを調べてみた[6]。実験では、物語の文(『白雪姫』)を文節単位に短く区切って、オリジナルの音声刺激を準備した。次に、その文節それぞれについて、音節の順番を入れ替えて(例えば、「もりへ」から「りもへ」のように)、非単語を作った。左右のそれぞれの耳に、オリジナルと非単語の音声が同時に現れるときと、異なる非単語が同時に現れるときがあって、日本語を母語とする被験者はオリジナルの音声が聞こえたらボタン押しで反応する。この条件を、両耳異刺激聴(dichotic listening, DIC)条件と呼ぶ。一方、左右の耳に同じオリジナルまたは同じ非単語のいずれかが現れる、両耳同刺激聴(diotic listening, DIO)条件を用意して、DIC条件と比較した。DIC条件の方が、DIO条件よりも音声刺激に対して注意が必要であり、ノイズの中から必要な音声情報を抽出する領野の活動が増えると予想される。これは、にぎやかなパーティー会場でも特定の人の話を注意して聞けるという「カクテルパーティー現象」と似ている。

fMRIを用いて調べた結果、側頭葉から頭頂葉にかけての一次聴覚野・二次聴覚野・側頭平面・上側頭回・縁上回などで局所的な活動が観察された。そのうち、二次聴覚野の内側や、側頭平面と上側頭回の一部では、ＤＩＯ条件よりもＤＩＣ条件において、強い活動が見られた。また、一次聴覚野・二次聴覚野内側部・二次聴覚野外側部・上側頭回（図９－１）の順に、聴覚野の内側から外側方向にかけて、音声刺激に対する信号が強くなることがわかった。

以上の結果は、解剖学による聴覚野の階層性とも一致しており、人間の声に選択的に反応する場所が上側頭回の周辺にあるという知見[7]とも対応する。視覚野と比べると、人間の聴覚野の研究は極端に少ないが、この研究で機能分化を理解する手がかりが得られた。

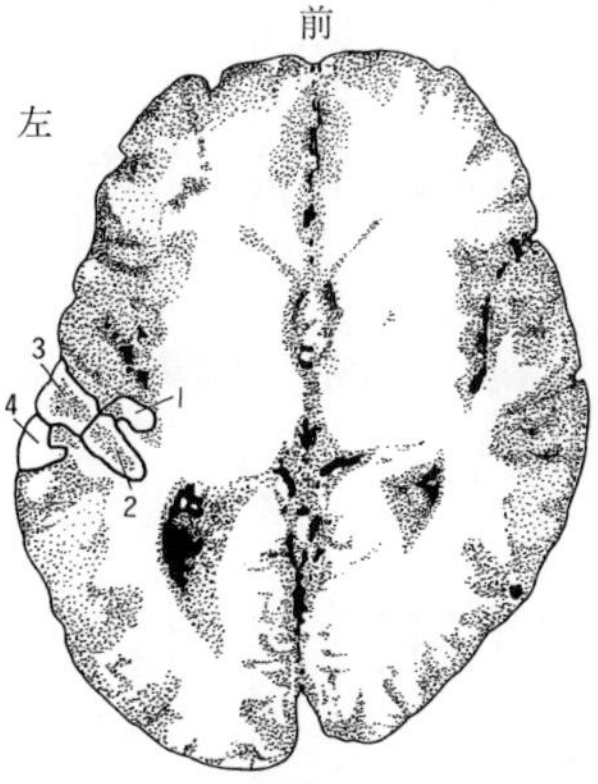

図９－１　言語刺激に対する左脳の聴覚野の活動

典型的な被験者の脳の水平断面。１：一次聴覚野、２：二次聴覚野内側部、３：二次聴覚野外側部、４：上側頭回。文献（6）を改変

脳の言語野は正直

次に、音声言語処理で脳のどの部分が活動するかを、光トポグラフィを使って測定した。実験では、物語の文（『セロ弾きのゴーシュ』）を両耳異刺激聴条件で提示した。今度は、いつもどちらかの耳にオリジナルの文を提示し

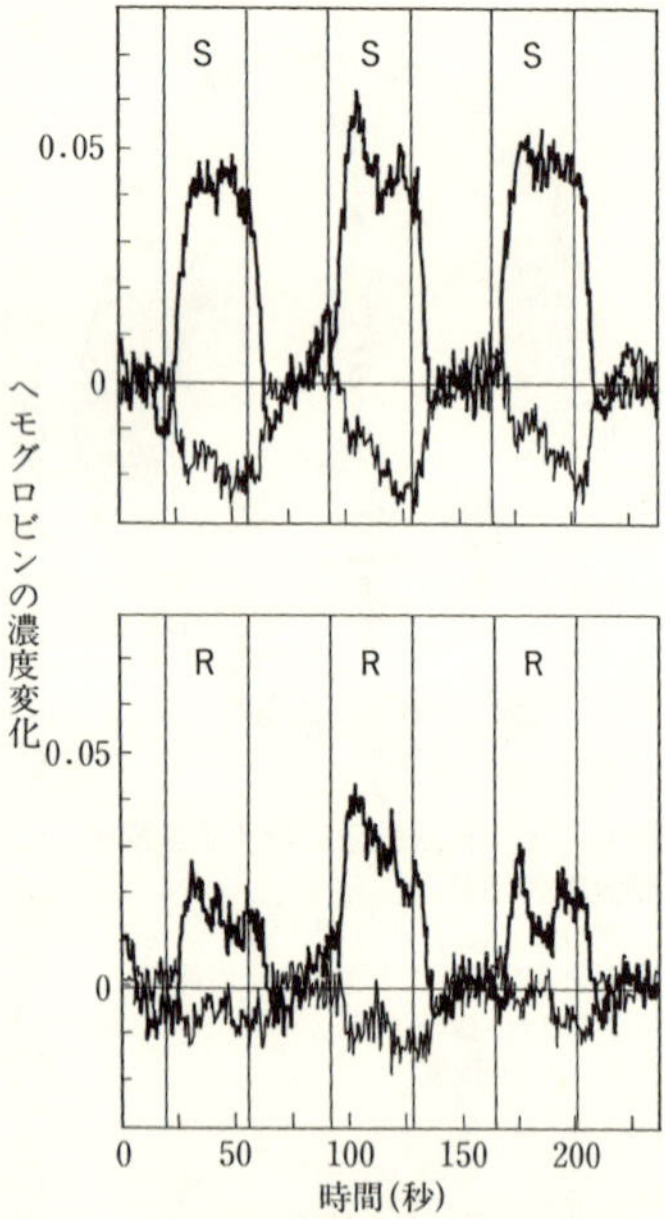

図9－2　光トポグラフィがとらえたウェルニッケ野の活動の時間変化

ストーリー条件(S)の方が、リピート条件(R)よりも大きな信号変化を引き起こしていることがわかる。酸化ヘモグロビンの濃度変化（太線）は各条件で増加したのに対して、還元ヘモグロビンの濃度変化（細線）は減少した。文献（8）を改変

て、左耳から右耳、またはその逆に切り替わったときに、被験者はボタン押しで反応する。この条件を、ストーリー条件と呼ぼう。これに対して、「きょうは天気がいい」という文の単調なくり返しを聞かせる、リピート条件を用意して、ストーリー条件と比較した。

その結果、言語の理解にかかわるとされるウェルニッケ野（中側頭回）で、ストーリー条件の活動がリピート条件より二倍くらい活発になることがわかった[8]。左脳のウェルニッケ野の方が右脳の対応部位よりも活動が強く、酸化ヘモグロビンの濃度は増加し、脱酸素化ヘモグロビンは減少した（図9－2）。この変化は、音声言語処理の負荷を反映していると考

えられる。面白い話を聞くと言語野の活動は活発になるが、退屈な話だと低調になる、という正直な反応が起きていることは興味深い。

単語から文の理解へ

音声または文字を提示すると、聴覚野や視覚野での知覚レベルの処理から、単語レベルへと処理が進み、さらに高次である文レベルに至る。文処理は、聴覚や視覚といった入力のモダリティに依存しなくなると予想される。そこで、全く同じ内容の言語刺激を音声または文字で提示して、文レベルの処理と単語レベルの処理でどのような違いがあるかをくわしく調べてみた[9]。

文課題では、会話文を文節単位で提示し、「写真を撮ってもいいですか？　―フラッシュをこわすならばいいですよ」というように、意味のつながりがおかしいときにボタン押しで反応する。文節課題では、文課題で使った文節のセットをランダムな順序で提示して、途中で非単語が出てきたときにボタン押しで反応する。この二つの課題を対比することにより、文を理解するときに、整合性のある意味を選択し統合するプロセスを調べることができる。

語彙論主義が正しいのなら、文課題と文節課題の間に差はないはずである。さらに、音声または文字の知覚レベルの処理を統制するため、非単語課題として、非単語を音声と文字で同

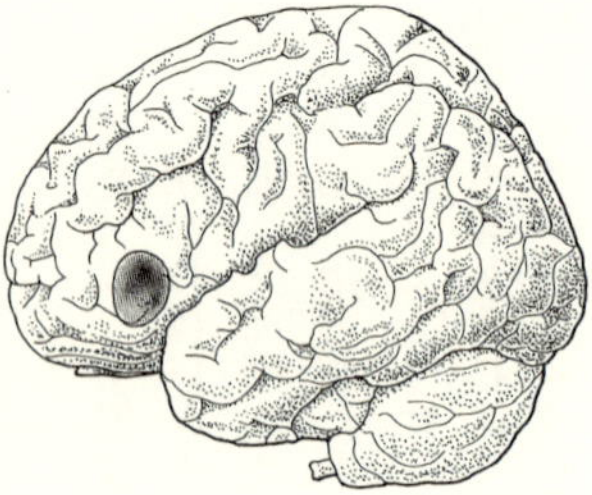

図９－３　文レベルの処理に選択的な領野
文課題と文節課題を直接比較して活動に差があり、文節課題と非単語課題を比較して差がない領域。左脳の下前頭回腹側部（ブロードマン45野と47野）に局在した活動が見られた。文献(9)を改変

時に提示して、両者が対応しているかどうかを判断させた。

文課題と文節課題を比較して、活動に違いが見られたのは、左脳の下前頭回腹側部、中心前溝、中側頭回であった。また、これらの活動は、音声および文字提示条件の両方に共通しており、入力のモダリティに依存しない。また、これらの領域のうち、文節課題と非単語課題を比較して差がない領域は、左脳の下前頭回腹側部だけだった（図９－３）。従って、下前頭回腹側部では、単語レベルの処理が促進されたという可能性を除けるので、下前頭回腹側部は文レベルの処理に選択的な領野であると結論できる。この研究で、低次の言語処理に関係する領野から、文理解の言語処理に関係した領野が分離できるということが実証された。

文字が脳機能に影響を与える？

日本語の仮名は、一通りの読み方しかないが、漢字は音読みと訓読みなどのように、二通り以上の読み方ができる場合が多い。ドイツ語やイタリア語は、ほとんど綴りの通りに読め

るので仮名に近いが、英語では綴りの読み方は難しい。英語では、women の「o」は「i」と発音するといったように、同じ文字でも二通り以上の読み方ができる。Nikon を「ニコン」ではなく、「ナイコン」と発音するアメリカ人が多いのも、nice（ナイス）や night（ナイト）などと同じ読み方に従っているためである。英語で使われる四十ほどの音素（第3章）を表すのに、千百二十通りもの異なる文字の組合せ（文字素）があると言われている。文字の並べ方にしても、日本語のように上から下へ読むものもあれば、ヒンディー語やタイ語のように、実際の子音と母音の時間的順序を変えた文字を使う言語もある。(10)

このように、文字の文化には言語間で大きな違いがあるので、脳での文字の処理にも何か影響が見られるかもしれない。実際、第7章で説明したような読字障害の患者は、日本やイタリアよりも、アメリカやイギリスで多いことが知られている。これは、文字と発音との対応が難しい言語の方が、読字障害の症状が現れやすいためと考えられる。

イギリスのフリス（U. Frith）のグループは、ロンドンとミラノ出身の大学生を被験者として、それぞれ英語かイタリア語の単語を音読しているときの脳の活動をPETで調べた。(11) すると、イタリア人は左脳の上側頭回の活動が強かったのに対して、イギリス人は特に非単語を読むときに、左脳の下側頭回と下前頭回に強い活動が見られた。この結果は、イタリア人が音韻の処理だけで文字を読めてしまうという予想と一致し、文字と音素の対応関係を反映した活動の差が見られたのは興味深い。

フリスのグループは、さらにフランス人の被験者を加えて、それぞれの母語で音読しているときの脳の活動を、読字障害者と正常者で比較した[12]。その結果、読字障害者は中側頭回から下側頭回にかけての領域で活動がほとんど見られず、この傾向はイギリス人、フランス人、イタリア人のすべてで共通していた。従って、この領域は文字を読むときに普遍的に使われていて、英語のように文字と音素の対応が難しいほど活動が高まり、読字障害者ではうまく機能していないのだと考えられる。

言語における脳の性差

このように、脳機能イメージングの研究は、文化の違いや言語障害などが与える影響についても明らかにできる。それでは、男女の性差はどうだろうか。

言語における脳の性差を示唆する事実として、女性の方が左脳の障害で失語症が生ずる頻度が低く、失語症からの回復も早いことが知られている。この事実は、左利きの人の場合とよく似ているので、女性では右脳にも言語機能が存在するのではないかと考えられてきた。しかし、右脳に障害を持つ女性で特に失語症が起こりやすいということはないので、言語機能に関して右脳が優位であるとは考えにくい。

また、失語症や失行症（随意運動の障害）については、女性では脳の前部の障害が原因である場合が多く、逆に男性では脳の後部の障害による場合が多い。一般に脳の障害は前部より後部に起こる頻度が高い（後ろに倒れると手をつきにくい）ので、女性で失語症が起きにくいのは、左右脳の機能差のためではなく、脳の前後の機能差が原因であるという説もある。[13]

このように、男女の脳の違いや、左脳と右脳の差は確かに存在するが、巷《ちまた》で流布しているような話は、たいていは誇張か迷信である。特定の人種が右脳で虫の音を聞くことなどが証明されたことはないし、まして「右脳人間」となるとSFの世界である。

脳の構造上の性差については、脳の連続切片を用いて大脳皮質の体積を測定した研究がある。[14]その結果によると、ウェルニッケ野とブローカ野（ブロードマンの47野も含んでいる）の体積の絶対値には、性差がなかった。しかし、もともと男性の脳は女性の脳よりも二割程度大きいので、脳全体に対する言語野の体積比は、女性の方が二割程度も大きいことになる。

イギリスのフラコヴィアック（R. S. J. Frackowiak）のグループは、四百六十五人もの脳のMRIデータから性差を調べたところ、男性では両側の海馬とその周辺皮質や左脳の上側頭回が大きいのに対し、女性では右脳の側頭平面や中側頭回などが大きいことがわかった。[15]なお、脳の形に対して、利き手による影響は見られなかった。カナダのエバンス（A. C. Evans）のグループによる百四十二人分の脳のMRIデータの解析によれば、半球優位性に対する性差や利き手の影響はなく、ウェルニッケ野では左脳の方が発達していたが、ブローカ野では左右差がなかったという(16)。

また、言語機能に関連して、男女の脳に差が見られるかどうかを調べる実験が、fMRIを用いて行われている。アメリカのシェイウィッツ(B. A. Shaywitz)らは、三十八人の右利きの被験者を対象として、二つの非単語を見せ、韻を踏むかどうかを判断させる課題をテストした(17)。その結果、男性では左側のブローカ野周辺、女性では両側のブローカ野周辺で、活動の増大が観察された。

この結果は、特に意外性はないが、一般的な関心を引く問題なので、マスコミ等で取り上げられることになった。問題なのは、非単語による押韻の判断が、はたしてどの程度重要な「言語機能」であるか、という議論がなおざりになっていることである。実際、二つの単語の意味が同じカテゴリーに属するかどうかを判断させる課題では、ブローカ野の活動は有意に低く、視覚前野の活動と何ら変わることがない。

ところが、同じ時期に同じグループによって発表されたデータ(18)によれば、ブローカ野の周辺の活動は、押韻の課題よりも意味の課題の方が高くなっており、これらの論文の間で内部矛盾を起こしている。従って、言語における脳の性差の問題については、脳機能イメージングによって決着がついたのではなく、むしろパラダイムの反省材料が追加された、と言うのが正しい評価であろう。

●引用文献

（1）D. H. Hubel Ed., *Eye, Brain, and Vision*, Scientific American Library（1988）

（2）柴崎浩、米倉義晴『脳のイメージング―脳のはたらきはどこまで画像化できるか』共立出版（1994）

（3）J. W. Belliveau, et al., "Functional mapping of the human visual cortex by magnetic resonance imaging", *Science*, **254**, 716–719（1991）

（4）S. E. Petersen, P. T. Fox, M. I. Posner, M. Mintun and M. E. Raichle, "Positron emission tomographic studies of the cortical anatomy of single-word processing", *Nature*, **331**, 585–589（1988）

（5）J. R. Binder, et al., "Human brain language areas identified by functional magnetic resonance imaging", *Journal of Neuroscience*, **17**, 353–362（1997）

（6）R. Hashimoto, F. Homae, K. Nakajima, Y. Miyashita and K. L. Sakai, "Functional differentiation in the human auditory and language areas revealed by a dichotic listening task", *NeuroImage*, **12**, 147–158（2000）

（7）P. Belin, R. J. Zattore, P. Lafaille, P. Ahad and B. Pike, "Voice-selective areas in human auditory cortex", *Nature*, **403**, 309–312（2000）

（8）H. Sato, T. Takeuchi and K. L. Sakai, "Temporal cortex activation during speech recognition: An optical topography study", *Cognition*, **73**, B55–B66（1999）

（9）F. Homae, R. Hashimoto, K. Nakajima, Y. Miyashita and K. L. Sakai, "From perception to sentence comprehension: The convergence of auditory and visual information of language in the left frontal cortex", *NeuroImage*, **16**, 883-900 (2002)

(10) G・A・ミラー（無藤隆他訳）『ことばの科学—単語形成と機能』東京化学同人（1997）

(11) E. Paulesu, et al., "A cultural effect on brain function", *Nature Neuroscience*, **3**, 91-96 (2000)

(12) E. Paulesu, et al., "Dyslexia: Cultural diversity and biological unity", *Science*, **291**, 2165-2167 (2001)

(13) D. Kimura, "Sex differences in the brain", *Scientific American*, **267** (3), 118-125 (1992)

(14) J. Harasty, K. L. Double, G. M. Halliday, J. J. Kril and D. A. McRitchie, "Language-associated cortical regions are proportionally larger in the female brain", *Archives of Neurology*, **54**, 171-176 (1997)

(15) C. D. Good, et al., "Cerebral asymmetry and the effects of sex and handedness on brain structure: A voxel based morphometric analysis of 465 normal adult human brains", *NeuroImage*, **14**, 685-700 (2001)

(16) K. E. Watkins, et al., "Structural asymmetries in the human brain: A voxel-based statistical analysis of 142 MRI scans", *Cerebral Cortex*, **11**, 868-877 (2001)

(17) B. A. Shaywitz, et al., "Sex differences in the functional organization of the brain for language", *Nature*, **373**, 607-609 (1995)

(18) B. A. Shaywitz, et al., "Localization of semantic processing using functional magnetic resonance imaging", *Human Brain Mapping*, 2, 149-158 (1995)

How the Brain Creates Language

第10章

文法処理の脳メカニズム

文法は脳にある

言語本能というものがあるとすれば、脳のどこかに座を占めているはずだし、その部分の脳回路は、特定の遺伝子によって作られ、役目が果たせるように準備されているはずだ(1)。

——スティーブン・ピンカー　Steven Pinker

ブローカ野の機能は何か

言語の脳科学の中心的な課題は、どんな文法処理が脳のどこでどのように計算され、表現されているかを明らかにすることである。その what と where と how（何が、どこで、いかに行われているか）を明らかにすることが、最大の研究テーマである。脳機能イメージングを使って、実際に文法の特定の処理をしているときに脳のどの部分が活動するか、という対応関係を調べることが必要である。

ブローカ失語は、唇や舌がうまく動かせないために起こる、運動性の失語だと長い間考えられてきた。しかし、現象としてはブローカ失語とよく似ていても、明らかに運動性の発話（調音）障害がある場合（短い音節もうまく言えない場合）と、そうではない場合がある。ブローカ失語の別の原因として、言葉自身を取り出せない可能性も指摘されている。自分で何か言いたいと思っていても、ちょうどいい単語が出てこないときがあるが、そういうときは運動の障害ではない。言葉を引き出してくるためのメカニズムや記憶の取り出しのようなメカニズムがうまくはたらいていないのかもしれない。さらに、文法がうまく使えないために話ができない、という失文法の可能性もある（第3章）。

最近になって、運動性の発話障害を示す患者のグループと、それを示さない患者のグループとの比較により、この機能は、左脳の島皮質（insula：前頭葉下部と側頭葉上部に隠れた大脳皮質）の中心前回（図10－1）に局在することが指摘された。[2] ブローカの最初の症例でも、この領域の損傷を含んでいることは興味深い。また、発話を含む課題を用いたときに、この領域の活動が増大することは、脳機能イメージングによる複数の報告があったが、運動性の発話の機能局在を絞り込むことには成功していなかった。それでは、島皮質が運動性の発話に関係しているとすると、ブローカ野の本当の機能は何なのだろうか。本章では、文法に関する脳研究をいくつか紹介してから、ブローカ野の機能について考えてみる。

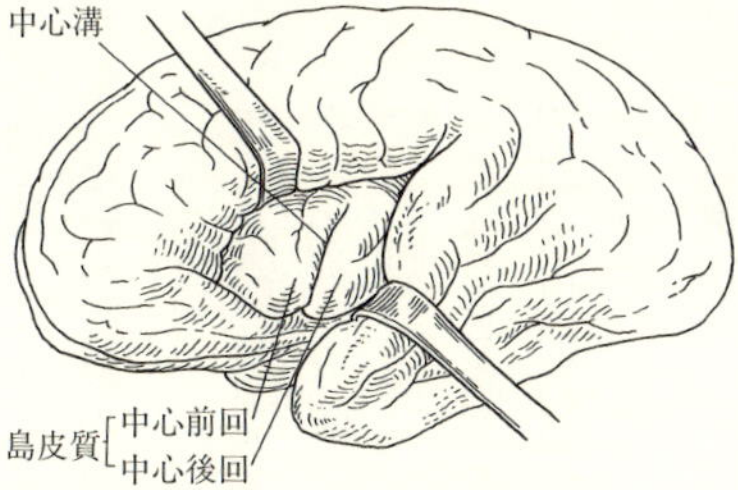

図10－1　発話に必要な左脳の島皮質
2本のヘラで前頭葉と側頭葉の境を広げることで、島皮質が見えている。文献（12）を改変

規則か統計か

言語学や人工知能の研究が理論的な予言をして、これを脳科学で検証できたら、ちょうど理論物理学と実験物理学のような理想的な進歩が期待できるに違いない。実際にこのような試みが行われた数少ない例として、動詞の活用変化の研究を紹介しよう。

英語の動詞を過去形にするとき、規則動詞と不規則動詞の区別（第6章）を子どもがいかにして獲得するかは、興味ある問題である。これには、次のような三つの説がある。

【1a】規則動詞と不規則動詞のどちらも、一定の文法規則に基づいたシンボルの計算によって行う。従って、文法規則のメカニズムで十分である。

【1b】両者の違いは、言語データの統計的な頻度によって、「学習」される。規則やシンボルは不必要であり、統計学習のメカニズムで十分である。

【1c】不規則動詞については、語彙の学習に頼るしかないが、全部で百八十くらいしかないので、学習をくり返せば覚えられる。これに対して、規則動詞については、文法規則に基づいたシンボルの計算によって行う。従って、二つの異なるメカニズムが必要である。

チョムスキーとハレ（M. Halle）は、言語学の立場から、【1a】を支持する文法規則を提案している。(3) これに対し、ラメルハートとマックレランドは、第8章で紹介したように、ニューラルネットを使って、【1b】の学習が可能であることを示した。

しかし、英語では、次の例のように同じ単語（ring）であっても意味の違いで過去形が異なる場合がある。

【2a】 The police rang the bell.（警察はそのベルを鳴らした）
【2b】 The police ringed the building.（警察はそのビルを包囲した）

このような例については、ただ一つのメカニズムでは説明が困難である。そこで、ピンカーは【1c】の可能性を支持しており[4]、記憶のメカニズムによる単語の処理と、文法規則による計算が、それぞれ対照的にかかわっていると考える。この説を、ピンカーは単語—規則理論（words and rules theory）と呼んでいる。以上の三つが、理論的な予言である。

脳科学による検証の試み

この予言の中でどれが正しいかを調べるために、英語の動詞の原形から過去形を答えさせる課題を用いて、規則動詞と不規則動詞の場合で、脳の活動に差が見られるかどうかをPETで検討した研究がある[5]。動詞の音読を基準にしたとき、規則動詞の過去形を答える条件と不規則動詞の過去形を答える条件では、両方に共通して左脳の前頭葉と縁上回を中心とする領域に活動が見られ、不規則動詞の方が強い活動を示した。不規則動詞の条件では、これに加えて、左脳の頭頂葉上部と中側頭回に活動が見られた。また、非単語の音読を基準にしたとき、非単語にedをつけて答える条件では、不規則動詞よりも規則動詞に近い活動パターンを示し、不規則動詞の条件で見られた左脳の頭頂葉上部と中側頭回では、活動が観察されなかった。

以上の結果は、規則動詞や非単語にedをつける条件では文法規則を使い、不規則動詞の場合では語彙の検索を行うという【1c】の解釈を支持するように見える。ところが、この実験にはいくつもの問題がある。被験者の反応時間を比べてみると、規則動詞の過去形を答える条件と動詞の音読条件の間に差はなく、非単語にedをつける条件と非単語の音読条件の間にも差はなかった。しかし、不規則動詞の過去形を答える条件と動詞の音読条件の間には、大きな反応時間の差があった。つまり、観察された脳の活動パターンは、より難しい課題を行うときに活動が強くなるという傾向だけで簡単に説明がついてしまう。

また、この論文中では、文法規則を使っているときにはたらく脳の場所が、ブロードマンの46野とされているが、規則動詞の条件で46野の活動は論文の図に表示されておらず、安静条件と比較したときに46野の活動が全くないのもおかしい。また、規則動詞の条件では動詞の音読条件と比較して、文法規則を使うことによる活動分がつけ加わるはずだが、実際の活動は逆に四分の一に減少してしまっている。この報告は、アメリカ言語学会の学会誌に掲載された最初の脳機能イメージングの論文だったが、技術的には未完成のデータだった。

なお、失語症の患者を被験者として、規則動詞と不規則動詞の「プライミング効果」（先に提示されたものの記憶が無意識的に残っていて、次に提示されたものに対する反応時間が短くなる効果）を測定した実験によれば、両者の効果の障害に、脳の損傷部位による二重解離が見られるという[6]。この知見は、【1c】の可能性を支持する一つの証拠である。しかし、規則動詞は不規則動詞よりも音韻的に複雑なものが多いので、文法規則の有無ではなく音韻処理の違いを反映しているのではないか、という指摘もある。

脳科学の成果によって、言語学や認知科学の論争に決着がつけば、言語の問題に対する脳科学の有用性が認められることになるだろう。逆に、脳科学で発見されたデータに基づいて、新しい言語の理論が作られるようになったらしめたものである。これは、将来の正しい研究の方向であろうが、まだ始まったばかりだ。

複雑な文の処理

一九九六年には、言語学上のパラダイムをPETとfMRIでテストした論文が、二報現れた。カプラン（D. Caplan）らは、英語の右枝分かれ文と中央埋め込み文とで、意味が通るかどうかを判断させる課題を使い、より複雑な構文をもつ後者の方が、ブローカ野の活動を

高めることを報告している。[7] 右枝分かれ文とは、

【3a】The biographer omitted the story that insulted the queen.（伝記作家は、女王を侮辱する話を割愛した）

のように、語順通り読んで理解できる文であり、主格の関係代名詞節を含む。中央埋め込み文とは、

【3b】The story that the biographer omitted insulted the queen.（伝記作家が割愛した話は、女王を侮辱した）

のように、主語（The story）を述語（insulted）のところまで覚えておかないと理解できない文であり、目的格の関係代名詞節を含む。両者の題材は同じであるが、【3a】は実際に女王を侮辱したかどうかはわからないのに対し、【3b】では女王を侮辱したことは事実である。従って、この二つの条件の差が記憶の負荷の違いによるという前提は実は正しくなく、意味上の違いも考慮に入れる必要がある。

ジャスト（M. A. Just）とカーペンター（P. A. Carpenter）らは、主格の関係代名詞節を含む中央埋め込み文と、目的格の関係代名詞節を含む中央埋め込み文とを比較した。[8] この場合も、前者より後者の方が理解しにくい文である。その結果、ブローカ野とウェルニッケ野（および右脳の対応部位）において、活動する領域の広さが後者の場合に増加することがわかった。

複雑な文にすればするほど言語野の活動が高まるという結果は、言語野の役割を考えれば当たり前である。この差が言語処理そのものの違いではなく、一般的な記憶や注意の負荷の違いが言語野の活動を一様に高めるという可能性もある。また、活動領域の拡大が必ずしも活動するニューロンの数の増加を反映するのではなく、同じニューロン群の活動そのものが強くなったという可能性もすでに指摘されている。

ここで紹介した二つの実験では、パラダイムと結果の両方がほとんど同じなのに、解釈が正反対であった。カプランが言語処理の領域固有性を支持するデータとして解釈した一方で、ジャストとカーペンターらは領域一般性の証拠であると主張している。

機能イメージングによる脳の言語モジュール

第3章で説明したような脳の言語モジュールに対する問題意識は、私が言語の実験を開始した一九九七年頃には、機能イメージングを専門とする脳科学者の間で広まってはいなかった。一九九九年になって、文法処理と意味処理を対比したｆＭＲＩの実験が、アメリカのグループから報告された[9]。そして、ブローカ野が主として文法処理にかかわるという主張が現れた。しかしながら、この実験では、文を処理するときに文法処理と意味処理の両方が使われていて、両者が分離できているとは言い難いものである。また、二つの条件で異なる文のセットを使っており、実験条件の統制という点でも疑問が残る結果だった。

文法は脳のどこにあるのか

東大医学部とＭＩＴの言語・哲学科による「心表象プロジェクト」と私の共同チームは、文法を処理しているときに、それが脳で局在しているのかどうかを調べてみた。実験では、東京大学駒場キャンパスの留学生に声をかけて、英語を母語とする被験者を募集して、二つの言語課題の比較を行った[10]。

第一の課題は、英語の文を視覚的に提示して、綴りの間違いを見つけるテストである。被験者は、間違いが一つか二つかを短い時間で判定しなくてはならない。例えば、

【4a】The manager askeed about Will's use of the funads.

では、asked の e が一つ多く、funds に余分な a が入って funads になっているという、二つの間違いがある。この課題を、スペリング課題と呼ぼう。第二の課題は、全く同じ英語の文を用いて、文法的な語順の間違いを見つけるテストである。

【4b】The manager asked about use Will's of funds the.

これは隣り合う単語が逆になるようにしてあって（use と Will's が逆、funds と the が逆）、それを見つければ正解である。この課題には文法の知識が必要なので、文法課題と呼ぼう。

さらに、赤色のLの文字と黄色のTの文字の並びに混ざっている、赤色のTの文字が（一つか二つ）を見つけるコントロール課題を、文法課題とスペリング課題のそれぞれと比較して、文字列の視覚的認識や短期記憶などの処理を言語のプロセスから除いた。fMRIに

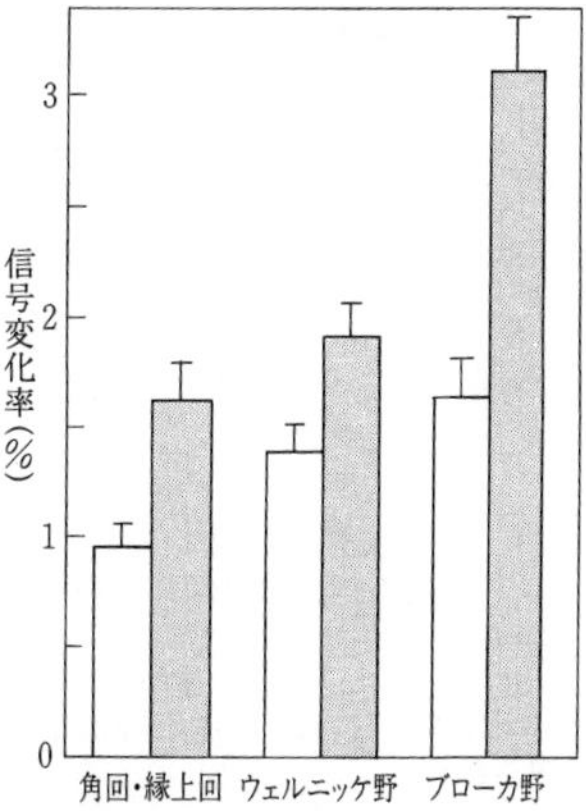

図10－2　言語課題に対する言語野の活動の比較

すべての言語野で、文法課題(黒)の方がスペリング課題(白)より強い活動を引き起こしたが、ブローカ野における両者の活動の差は、ウェルニッケ野や角回・縁上回よりもはるかに大きい。文献（10）を改変

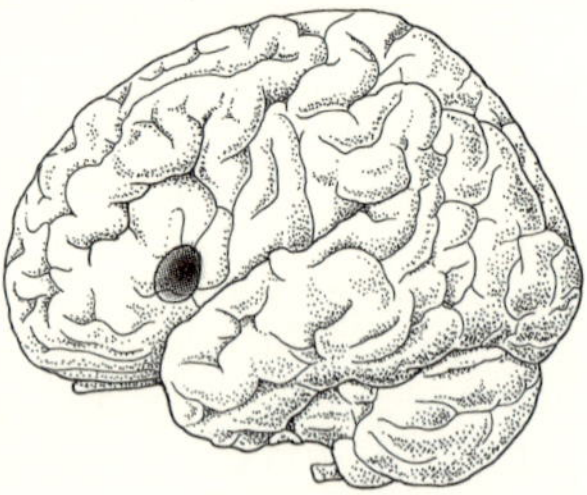

図10－3　文法の間違いを見つけているときのブローカ野の活動
文法課題とスペリング課題の直接比較による。ブローカ野の一部（ブロードマン44野と45野）に局在した活動が見られた。

よる測定の結果、文法的な間違いを含む文は、綴りの間違いを含む文よりも強い活動を、大脳皮質の各言語野に引き起こすことがわかった。第6章で説明したブローカ野、ウェルニッケ野、角回・縁上回のすべてで、文法課題での活動がスペリング課題のときよりも強かった（図10－2）。さらに、文法課題とスペリング課題を直接比べたところ、左脳のブローカ野の一部だけに差が現われた（図10－3）。文法課題とスペリング課題では全く同じ文を使っているので、ブローカ野の活動の差は、文法の間違いを見つけるメカニズムを表していると結論できる。

以上の結果から、文法の処理は、言語野の活動を一様に高めるだけでなく、主としてブローカ野の活動を必要としていることがわかった。これは、ブローカ野が文法処理に特化していることを示唆する。第3章で紹介した言語知識のモジュールの一つとして、統語論のモジュールがブローカ野にあると考えられる。この実験の新しい点は、文の語順の間違いを見つける文法課題と、単語の綴りの間違いを見つけるスペリング課題を比較することで、単に何かの間違いを見つける処理ではなく、文法的な判断にかかわるプロセスを明らかにしたことである。ブローカ野が「文法中枢」としてはたらくことが、その後証明された[13][14]。

文法の処理が脳の機能として局在しているという発見によって、「言語のはたらきは、一般的な記憶や学習では説明できないユニークなシステムである」、という言語学の主張が裏付けられたことになる。また、失語症の研究において長年の論争であった失文法の問題に対して、この脳機能イメージングの実験は、新しい知見を提供できた。従って、この結果は、これまで別々に考えられてきたブローカによる言語の機能局在という仮説（第6章）と、チョムスキーによる文法のモジュール性（第3章）という仮説の両方が正しいことを示しただけでなく、両者の卓見を結びつけることに役だったと言えるだろう。

ジャバウォッキー文による意味と文法の分離

第3章で紹介したジャバウォッキー文は、文法の要素があるために文のように聞こえるが、実際は非単語が用いられているので、意味を理解することができない。そこで、「文法はあるが意味のない文」の例として、モジュール仮説を検討するのに適した材料となる。

ドイツのフリーデリッチ（A. D. Friederici）のグループは、普通の文とジャバウォッキー文、それから、単語のリストと非単語のリストを被験者に聞かせて、条件同士の比較をした[11]。その結果、文法処理を共通に含むはずの普通の文とジャバウォッキー文で共通して活動が増えたのは、ウェルニッケ野の方であり、ブローカ野ではジャバウォッキー文に対する活動が高まっただけだった。被験者は、この四つの条件で単に聞いているだけだったので、もっと深い文法処理をテストしたら結果が変わってくるかもしれない。その後、ジャバウォッキー文を用いた機能イメージングの研究が現れたが、ブローカ野の周辺に活動が見られることに関しては一貫しているので、意味がなくとも文法処理だけでこの領域が活動することは確かめられた。

ジャバウォッキー文の一つの問題点は、非単語を使うために、非単語を検索する処理が余分に増えてしまうという可能性である。あらかじめ非単語が現れるとわかっていても、自動的に脳のデータベースを検索して、知っている単語ではないことを確かめてしまうかもしれないので、語彙検索の負荷が高まるかもしれないわけである。そこで、語彙検索の課題を別に行って、この可能性が正しいかどうかを確かめてみる必要がある。

文法の脳研究の将来

文法と一口に言っても、いろいろな文法がある。例えば主語と述語の対応や、代名詞が指し示すものとの対応など、文法的な判断にもいろいろな種類がある。それらを全部ブローカ野で扱っているのかは、まだわからない。この点がわかってきて、どんな文法を計算するかが予想できると、次にどのように計算するかという問題の手がかりが得られるようになるだろう。次に、実際のニューロンを使ってどう計算するのかが問題になるが、人間の脳をニューロンレベルで調べられる技術はない。脳の活動を生きたまま顕微鏡で見るような方法は、現状では不可能なのだ。

そうした制約がある中でどこまでわかるだろうか。もし、何年たってもニューロン単位の活動を調べる方法が開発されないとしたら、どうすればよいだろうか。第8章で紹介したようなニューラルネットをもっと現実の脳に近づけた、正しい抽象化による神経回路網のモデルを作ってみて、どんな計算ができるかを調べる実験はできるかもしれない。先に脳を創ってみて、脳の動作原理を調べてみる、という研究もこれから一層必要になるだろう。

●引用文献

（1）S・ピンカー（椋田直子訳）『言語を生み出す本能（上・下）』日本放送出版協会（1995）
（2）N. F. Dronkers, "A new brain region for coordinating speech articulation", *Nature*, 384, 159–161（1996）
（3）N. Chomsky and M. Halle, *The Sound Pattern of English*, The MIT Press（1968）
（4）S. Pinker, *Words and Rules: The Ingredients of Language*, Basic Books（1999）
（5）J. J. Jaeger, et al., "A positron emission tomography study of regular and irregular verb morphology in English",

Language, **72**, 451–497 (1996)

(6) W. D. Marslen-Wilson and L. K. Tyler, "Dissociating types of mental computation", *Nature*, **387**, 592–594 (1997)

(7) K. Stromswold, D. Caplan, N. Alpert and S. Rauch, "Localization of syntactic comprehension by positron emission tomography", *Brain and Language*, **52**, 452–473 (1996)

(8) M. A. Just, P. A. Carpenter, T. A. Keller, W. F. Eddy and K. R. Thulborn, "Brain activation modulated by sentence comprehension", *Science*, **274**, 114–116 (1996)

(9) M. Dapretto and S. Y. Bookheimer, "Form and content: Dissociating syntax and semantics in sentence comprehension", *Neuron*, **24**, 427–432 (1999)

(10) D. Embick, A. Marantz, Y. Miyashita, W. O'Neil and K. L. Sakai, "A syntactic specialization for Broca's area", *Proceedings of the National Academy of Sciences of USA*, **97**, 6150–6154 (2000)

(11) A. D. Friederici, M. Meyer and D. Y. von Cramon, "Auditory language comprehension: An event-related fMRI study on the processing of syntactic and lexical information", *Brain and Language*, **74**, 289–300 (2000)

(12) F. G. Flynn, D. F. Benson and A. Ardila, "Anatomy of the insula: Functional and clinical correlates", *Aphasiology*, **13**, 55–78 (1999)

(13) R. Hashimoto and K. L. Sakai, "Specialization in the left prefrontal cortex for sentence comprehension", *Neuron* **35**, 589–597 (2002)

(14) K. L. Sakai, Y. Noguchi, T. Takeuchi and E. Watanabe, "Selective priming of syntactic processing by event-related transcranial magnetic stimulation of Broca's area" *Neuron* **35**, 1177–1182 (2002)

How the Brain Creates Language

第11章

手話への招待

音のない言葉の世界へ

手話は脳の基礎言語のひとつにちがいない[1]。
——オリバー・サックス　Oliver Sacks

手話は自然言語

手話（サイン・ランゲージ）は、日本語や英語と同じように文法をもつ自然言語の一つである。それは、子どもが手話を母語として獲得できることからも明らかである。手話を母語とする人を、ネイティブ・サイナー（native signer）と呼ぶ。

言語学的に見ても、手話が音声言語に勝るとも劣らない機能を備えていることは、ベルージ（U. Bellugi）やクリマ（E. Klima）らによるアメリカ手話（American Sign Language, ASL）の研究によって、実証されている。(2) 私の場合、初めての手話との出会いは、アメリカ手話だった。MITでチョムスキーの講義を聴いているとき、いつも二人の人が前に座って、交代で手話に通訳していたのが印象的だった。難解なチョムスキーの講義が、同時通訳されていたのには驚いた。

ネイティブ・サイナーの流れるような無駄のない手の動きを見ていると、芸術か魔法のようにみえる。ネイティブ・サイナーは、考えごとをしたり夢を見たりするときにも、頭の中で手話を使っているという。声が届かないところにいる人とも、手話でなら会話ができるし、雑踏の中でも、雑音にじゃまされずにすむ。

ろう者の間でも、メールのやりとりができる携帯電話が人気である。ファックスが一般家庭で使われるようになるまでは、ろう者にとって電話は役に立たない発明品だったのだから、技術の進歩は確実にコミュニケーションの世界を広げつつある。通信技術がさらに進歩して、動画を十分速くやりとりできるようになったら、手話で会話ができるだろう。

グロース（N. E. Groce）の『みんなが手話で話した島』[3]や、サックスの『手話の世界へ』[1]は、手話の魅力を伝える名著だ。木村晴美・市田泰弘著『はじめての手話』[4]は、日本手話（Japanese Sign Language, JSL）の素晴らしい入門書なので、多くの人に読んでもらいたい。この章では、手話について多くの人が共通して持っている誤解や質問について、一つずつ考えてみよう。

手話でどこまで表現できるか

手話で固有名詞を表すのは難しいことではない。私の名前の場合、手をあごから額の位置に動かして「酒」を表し、次に両手をチョキにして「井」の形に組み合わせればよい。人名はもちろん、全国の県名や都市名まで、決まった手話の表現がある。ブランド名なども、ロゴやシンボルの特徴をうまくとらえて手話で表している。見たことのない物の名前でも、仮名文字の一つ一つに対応する指文字を使って、文字との対応を表せる。

右手を使った指文字は、顔の右横（肩の高さ）で表現する。指文字では、文字の形を表し

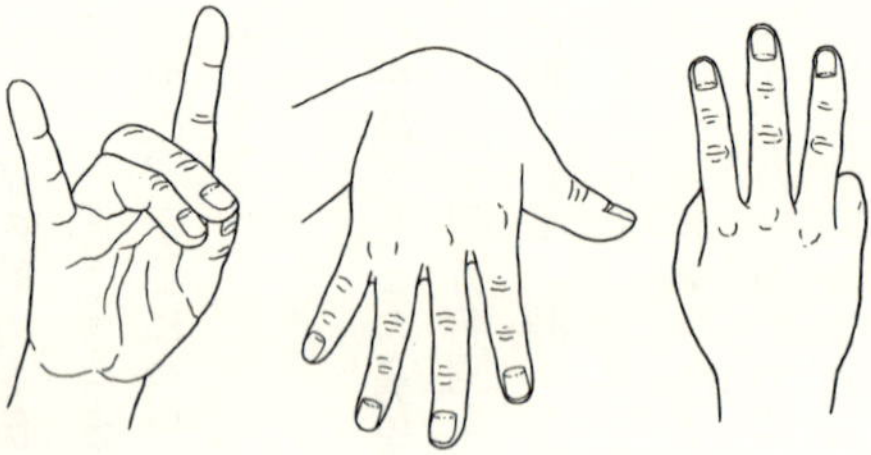

図11－1　日本手話の指文字
日本手話には、仮名文字のそれぞれと対応した指文字がある。

たものの他に、手話単語の一部を使ったものもある（図11－1）。例えば、「き」では、親指を中指と薬指につけて「きつね」の影絵の形にする。「ね」では、指先を下に向けて「根」の形を表す。「ゆ」では、三本の指を立てて温泉のマークを作る。アメリカ手話でも、アルファベットに対応した指文字が補助的に使われている。

言葉に語源があるように、手話の単語にも語源がある。「名前」という単語は、拇印《ぼいん》や名札が変化したものだ（図11－2）。それぞれの動作が要素として抽象化され、さらに別の要素との組合せを変えながら、もとの語源から大きく変化していった単語も多い。手話の表す意味が聴者にとってわかりにくい単語や慣用句もあれば、ろう者にとって理解しにくい名前や意味もある。これは翻訳の難しさと同じことで、言語が違えば「意味の体系」が違うのも当たり前だからである（第3章）。しかし、言葉で表現できることが、すべて手話で表せることには変わりない。

手話は世界共通ではない

全世界で通じるような「共通言語」が存在しないのと同じように、世界共通の手話はない。手話は世界中で用いられているので、たくさんの種類と方言がある。「名前」のように使用頻度の高い単語でも、**図11－2**のように、「関西弁」の日本手話がある。ところ変われば、手話の語彙だけでなく、もちろん文法も違うし、独特な慣用句もある。アメリカ手話は、一八一七年に導入されたフランス手話の影響を受けて発展したために、英語よりもむしろフランス語に近いと言われている。ヨーロッパには「国際手話」と呼ばれている手話があるが、それはピジン（第12章）であって、自然言語ではない。

〈名前①〉　〈名前②〉

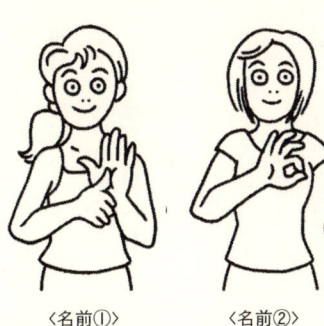

図11－2　「名前」という単語の方言
関東などでは、左手のひらに右の親指を拇印のように当てて、「名前」を表現するが、関西では、右手の親指と人差し指で丸を作って名札のように左胸に当てる。

日本では、一八七八年（明治十一年）から各地にろう学校が創立されるようになって[5]、ろう者のコミュニティーが広がる中で、それまでの孤立したホームサインから日本手話という形にまとまった。日本手話が日本語の影響を受けた特徴の一つとして、日本語を発音するときの口の形（口型）を手話と同時に使うことがある。しかし、日本手話は独自の文法と意味体系を持っているので、日本語との対応にとらわれない方が、手話の世界になじみやすいのではないだろうか。言語は、それを使う人々の世界観や文化が反映されており、手話の場合も同じである。

第4章で説明したように、言語は基本的な性質として多様性を持っているので、ひとたび共通手話があったとしても、何世代かたつとどんどん派生した手話が生まれてくることだろう。例えば、「期待」という単語は、右手の親指以外の指を曲げて（手の甲は相手側）、その上にあごをのせて表す。ところが最近の手話では、指文字の「き」（図11－1）を自分に向けて、その中指と薬指の先をあごに当てて、「期待」を表すようになってきた。「期待」と「き」を合わせた、粋な変化だ。

手話はジェスチャーとどのように違うか

ジェスチャーやマイム（パントマイム）は、送り手がメッセージを身振りで表現して、受け手が視覚を通して理解するという点では、手話と共通している。手話では、音声言語以上に視覚的な情報を加えることが多い。例えば、「山田さん」という名前だけでなく、顔の輪郭や、太っているかどうかなどの目に見える特徴を豊富に織り込みながら話題にするのが普通である。マイムがうまければ、その人の歩き方などの癖をまねすることで、ネイティブ・

サイナーらしい豊かな表現ができるだろう。しかし、手話とマイムでは、伝えられるメッセージだけではなく、伝え方そのものが根本的に違うのだ。

マイムでは、顔の表情や頭の動きは、主に感情を表現することに使われる。一方、日本手話では、手の動きと合わせて、顔の表情や口の形、うなずきなどの頭の動き（非手指動作）を同時に使うのが普通である。これは、副詞としての意味を付け加えたり（例えば、「懸命に」、「気楽に」など）、文節の切れ目や疑問文などの文法的なはたらきを持っているのだ。アメリカ手話などにも同じような特徴があって、手話の情報量が音声言語と比べて勝るとも劣らないものになっている。手話は手しか使わないと思ったら、それは大きな誤解である。手を使わない動作を巧みにブレンドすることで、手話ではマイムよりはるかに抽象的なことまで正確に表現できるのだ。

知人に教えてもらった話だが、いくら工夫してもマイムでは伝えるのが難しいことがある。それは、「三カ月前」などの時間関係だという。手話を使える人にとって、時間を表すことは簡単だが、時間のような抽象的な概念を表すサインを全く知らないとしたら、これをマイムだけで伝えるのは、確かに難しいだろう。大人になるまで言葉に接することのなかった人に、手話で時間のことを教えようとした記録があるが、それはとても難しいことだった。(6)

手話とマイムでは、脳の使い方が違うことがすでにわかっている。第7章で紹介したように、手話は基本的に左脳を使うと考えられているが、マイムでは右手を使うときは左脳を使い、左手を使うときには右脳を使うだけで、脳に左右差はない。手話とマイムの明らかな違いをもう一つ挙げよう。マイムの順序は動作が表す意味の流れで決まっているが、手話の順序は、意味だけで決まっているわけではない。この点を、次にもう少しくわしく考えてみよう。

手話には語順がある

手話は文法を持つ言語なので、それぞれのサインの順番（語順）には、もちろん決まりがある。日本手話の基本的な語順は、日本語と同じＳＯＶ（主語・目的語・動詞）（第４章参照）であり、文の句や節の構造によっては、規則的に語順の入れ替えができる。[7] しかし、「どこに行きますか？」を、日本手話で「行く＋場所＋何？」と表現するように、語順が明らかに違う場合も多い。なお、語順を意図的に変えることで、特定のことを強調したり（「話題化」と言う）、微妙なニュアンスの違いを伝えられるのは、音声言語と同じである。

単語（形態素）が句や文を構成するときには（第４章）、顔の表情や頭の動きが文法の手がかり（マーカー）として重要な役目を持ってくる。例えば「もし〜ならば」という条件節を表すときに、日本手話では、まゆを上げて節の終わりであごを引く動作が起こるし、[4] アメリヵ手話では、まゆを上げて頭を一方に少し傾けて肩を少し前へ動かす。[8] このように、単語を構造化して文にまとめていくところに、手話の自然言語としての本質が現れているのだ。

また、日本手話には、日本語の「てにをは」のような助詞がないが、うなずきのような頭の動きを加えることで、自然に名詞句の範囲が決まる。例えば、

【1a】私（うなずき）お父さん自転車こわした。

の場合は、「私がお父さんの自転車をこわした」という意味であり、

【1b】私お父さん（うなずき）自転車こわした。

の場合は、「私のお父さんが自転車をこわした」という意味になる。これは、なんと無駄のない洗練された表現だろう。

二つの「手話」

日本で一般に使われている手話は、ネイティブ・サイナーの使う日本手話だけではない。

健聴者が参加する、最近人気の手話サークルや講習会では、その多くが日本語の語順に従って手話単語を並べたものを使っている。これは、「日本語対応手話」や「シムコム（simultaneous communication, sim-com）」と呼ばれている。シムコムは、音声言語と手話を同時に使うための方法であり、日本語を獲得した後で、病気や事故のために聴力を失った人（中途失聴者）や難聴者に適したコミュニケーションの手段の一つである。日本語を母語とする人は、シムコムを音声言語に置き換えて理解できるからである。

シムコムは、単語としては日本手話と共通のものを使っているわけだが、日本手話の文法を使っていないので、語順の違いに注意が必要である。例えば、「きれいな文字を書く」を日本手話では「書く」＋「美しい」と表すのが普通で、語順が逆になる。ネイティブ・サイナーにとって、シムコムを見て理解するのは難しいことなのである。日本語の文を、英語の語順にして聞かされたことを想像していただきたい。これが日本語として理解しにくいことは、明らかだろう。

日本手話とシムコムの違いは、語順だけではなく、もっと根本的な差がある。シムコムで日本語と同じ内容を、対応させながら伝えようとすると、日本手話の倍近くの時間がかかってしまう。そこで、シムコムでは文法の要素をできるだけ単純化する傾向があり、もはや自然言語ではなくなっているのである。一般の人は、シムコムは日本語と対応しているから、

「言語」であることは当たり前だと思うかもしれないが、実際はこの対応が原理的に不完全であるために、シムコムは自然言語ではないのだ。一方、日本手話はすでに説明したように自然言語である。

だから、ろう者の使う日本手話と、中途失聴者の使うシムコムは、全く違う言葉なのである。この二つを無理にまとめて「手話」と呼ぶことは、大きな誤解を生みやすい。それから、一般にはほとんど知られていないことだと思うが、テレビでよく見かける手話の放送は、日本手話とは似ても似つかない一方で、シムコムとも違った「人工言語」であることが多い。これは、ろう者と中途失聴者の両方に理解できるように、日本手話とシムコムの折衷案として工夫されたためである。しかし、裏を返せばどちらの人にとっても中途半端な「手話」にすぎない。さらに、一九八九年に制度化された厚生労働大臣公認の「手話通訳士試験」でも、対象となる手話が日本手話かシムコムなのかが明記されていない。通訳を必要とする人も、通訳士が日本手話とシムコムのどちらを使えるかで、意思の疎通に不自由が生じてしまうのが現状である。

そこで提言したい。日本手話を必要とする人と、シムコムを必要とする人の両方がいるという状況と社会的要請に応えるためには、公共のサービスであるテレビ放送や通訳などで、日本手話とシムコムを分けて、両方とも用意することが必要である。少なくとも、公共放送の手話講座では、日本手話とシムコムのどちらを対象としているのかを明記して、一般の誤解をなくしていく必要がある。日本では、日本手話に対する一般の認識が低く、教育体制や基礎研究は、欧米に比べて大きく遅れをとってきた。(2) 日本手話とシムコムの違いを知ることは、手話を理解するための、最初の一歩である。

ろう学校では手話を教えない？

日本にある百校を超えるろう学校（特別支援学校）のうち、日本手話を教えているのは、ほんのわずか（四校）しかないという。手話の代わりに何を教えるのかというと、「口話法」と呼ばれる、音声言語を通じて意思伝達を行う方法である。これは読唇術（リップリーディング）と発声の訓練であり、口話法を徹底させるために手話の使用を禁止している学校が、驚くことに今でも存在する。日本手話と書記日本語を基礎とする最初のろう学校は、二〇〇八年に開校した。

欧米のろう学校では、一八八〇年の世界ろう教育者会議で口話法の採用が決議されて以来、手話を排除して口話法が導入されるようになり、その後一世紀にわたって、ろう者の教育水準と識字能力の低下を招く結果になった。(1) 健聴者とのコミュニケーションを促進するのがねらいなのだろうが、相手の声だけでなく自分の発する声を聞けない人にとって、これはたいへん過酷な訓練である。もし防音室の中にいて、外にいる先生が英語を話すのをガラス越しに見ていなくてはならないような英会話学校があったら、はたして、英語が話せるようになるだろうか。

自然言語の基本は「自然」であることなので、必要以上に人為的な方法では言語にならない。言語としての日本手話の必要性を認めたうえで、一人一人の必要に合わせた方法を選択していく必要がある。外国語教育で有名なベルリッツ・メソッドでも、発音のなまりを強制的になくすことではなく、自然な表現を身につけて、コミュニケーションの能力を向上させることに目標が置かれている。第十一回世界ろう者会議決議（一九九一年、東京）の第一項には、次のように記されている。

「子供の言語の発達にとって、生後三年間はもっとも大切な時期である。したがって、就学前の子供には手話を使う環境で成長する機会を与え、健聴の親には手話の使用についてカウンセリング・サービスと指導を提供しなければならない。あらゆる国々で、子供の人権に関する国連児童憲章がろう児にも適用されることを認識すべきである」

手話の脳研究

手話の本格的な脳研究は始まったばかりだが、手話の脳での処理は、基本的に音声言語と変わらないと考えられている。[10] 例えば、手話でも左脳の損傷で失語症が起こる。[11] 音声言語は聴覚を通して脳に入るのに対して、手話は視覚を通して脳に入るので、もちろん感覚入力の部分の処理は違うが、普遍言語としての処理は共通だと考えられる。

左脳を和田試験[12]（第7章）で麻酔すると、音声言語だけでなく手話の失語も同時に生じたという報告がある。また、脳外科の手術中に、ネイティブ・サイナーのブローカ野を電気刺激したところ、指でサインを作ることができなくなったという。[13] 縁上回を刺激したときは、馬の絵を見せると「牛」のサインを答えるといった意味の誤りが生じたので、手話の言語処理と脳の特定の場所との関係が考えられている。

ネビルらは、手話を見ているときに、ネイティブ・サイナーの左脳の言語野だけでなく、右脳でも活動が見られることを主張している。[14] さらに、右脳の角回の活動は、アメリカ手話のネイティブ・サイナーに見られるが、思春期以降に手話を習った人（どちらも英語とのバイリンガル）には見られないことを報告した。[15] しかしながら、この論文は、言語テスト・MRIの測定法・データの解析法・データの表示の仕方などに多くの問題があり、右脳の活動の原因をめぐって論争が続いている。[16]

手話には、物の形・位置関係・動きや、人の動作を表す述語に用いられる、「類別詞（classifier, CL）」という特徴がある。これは、手話の手の形・位置関係・動きが、その表す意味と対応していて、述語を文法的に修飾するはたらきである。これは、現在知られているすべての手話に共通して見られる特徴である。この類別詞を使った手話によって、左脳と右脳の頭頂葉に活動が見られたという報告があり、このような空間的な情報に基づいて文法的な処理をするときに、右脳がはたらくという可能性がある。

エバンスのグループは、ネイティブ・サイナーが手話を見ているときに、両側の側頭葉上部の聴覚野が活動するというＰＥＴの結果を報告しており、このような活動は健聴者では見られなかったので、興味深い[17]。私の研究室でも、ｆＭＲＩを用いてさらに詳しい実験を行っているところである。手話の文の内容を理解しているときは、音声言語の場合と同じように左脳の前頭葉下部（二三二ページの図９－３）を使うことがわかってきた[21]。

手話を覚えよう

手話の習得は、第二言語の習得と基本的には同じである。音声言語の場合は、日本語にない音を聞き取ったり発音したりするのが難しく、習い始めの敷居が高いのが一般的である。これに対し、手話の入門は身振りから入っていけるので敷居が低い。手話が初めての人は、数字の表現から覚えてみよう（図11－３）。これは、片手だけで数を表現する優れた方法である。

手話は、入門がやさしい分、中級から先が難しいと聞く。身振りを手話に組み込みながら活用していくのが問題で、学習者はそれがなかなか自然にできずに、「とってつけたように」なってしまうからである。ネイティブ・サイナーの先生に教えてもらうのが理想的だが、本人のやる気が第一に必要なことは他の語学と同じだ。それから、テキストや文法書の黙読だけでは英語がなかなか身につかないのと同じで、手話は実際に手を動かして「体で覚える」ことも大切である。私も日本手話を勉強中である。

日本手話は日本の言語の一つであって、「外国」語ではない。しかし、方言の場合と同じで、言葉が違えば文化や習慣に違いがあっても不思議はない。新しい言語を覚えたら世界が広がる、とよく言われるが、手話についてもその通りだ。二つの文化の橋渡しをするのに、手話通訳者が活躍している。

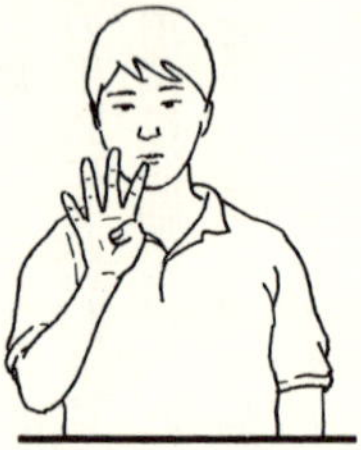
4

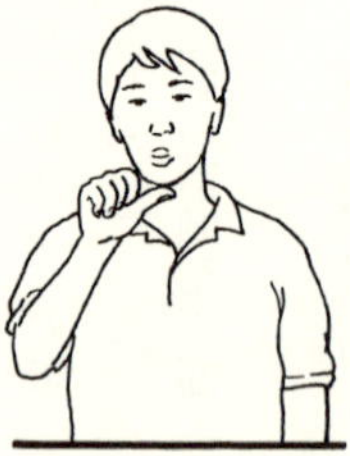
5

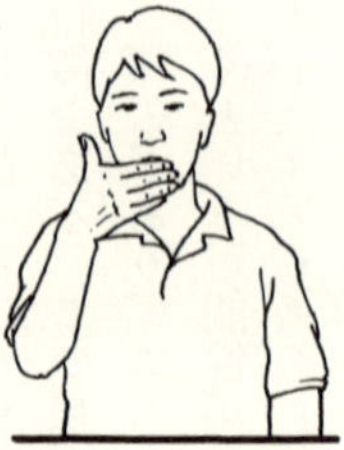
9

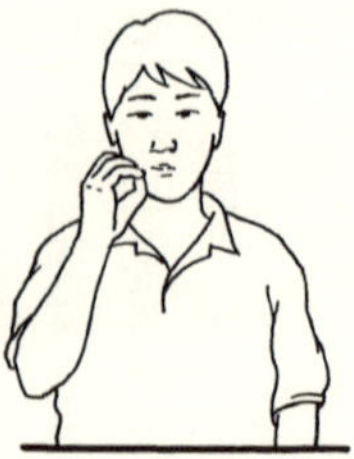
0

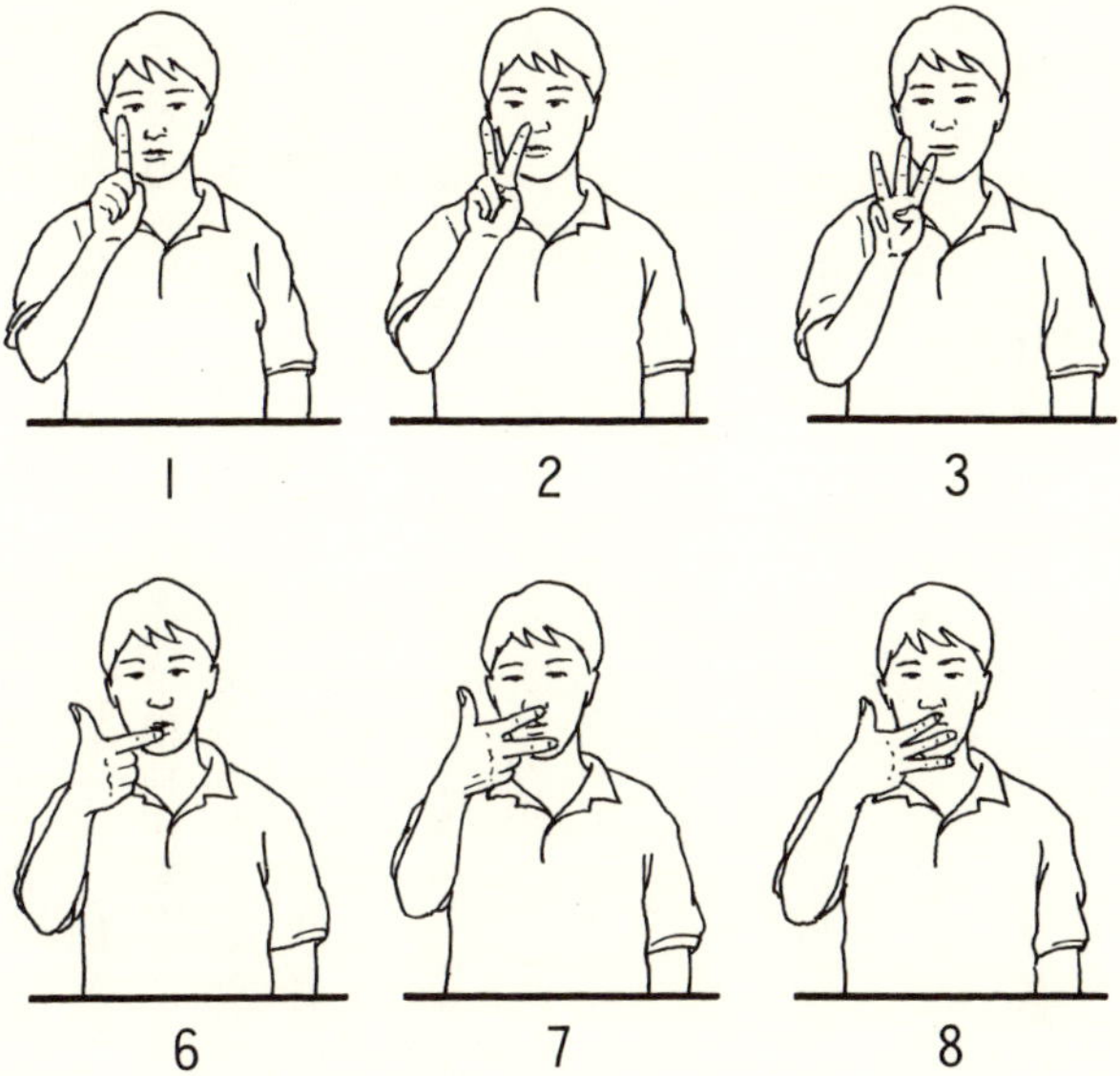

図11－3　日本手話による数字の表現　文献（4）より

同時通訳ともなると、生まれつき手話と日本語の両方に接しているバイリンガルの人は貴重だ。ろうの親のもとに生まれた耳の聞こえる子どもたちは、コーダ（children of deaf adults, CODA）と呼ばれている。コーダは、今や誇りを持ってバイリンガルと呼ばれるようになった。二つの言語を結ぶことの素晴らしさは、着実に多くの人に広まりつつある。大学やランゲージ・スクールの語学の一つとして、日本手話が加わることを期待したい。

最近、多くの人の努力[18]が実って、本格的な日本語手話辞典や手話日本語辞典[19]が現れたのは、喜ばしいことである。特に『日本語―手話辞典』（CD―ROM版は日立製作所が開発）は、連語を重視して短い例文がイラストとともに掲載されていて便利だ。これらの辞典の次の課題は、非手指動作をどう取り込んでいくかだろう。ビデオを使うのも一案だが、漫然と見ていても特徴がつかみにくい。手話を習いたての人は、手の動きに注目するあまり、顔や頭にまでなかなか注意が回らないからである。一言でよいから、表現のコツが記載されていたら、ありがたい。

私が最初に覚えた日本手話の単語は、「ありがとう」だった。これは、右手（利き手）を拝むようにして、左手（非利き手）の甲をトンとたたく。「手刀を切る」というのもよいが、「トンとたたく」という表現だけでもだいぶわかりやすくなるだろう。『わかりやすい手話辞典[20]』には、さらに次のように説明がある。

感謝の表情をして、頭を軽く下げながら。ゆっくり表現すると、「たいへんありがたく思う」の意味になる。

目からウロコが落ちる思いがした。言葉は心から生まれて心に返るのである。

●引用文献

(1) O・サックス（佐野正信訳）『手話の世界へ』晶文社（1996）

(2) E. Klima and U. Bellugi, *The Signs of Language*, Harvard University Press（1979）

(3) N・E・グロース（佐野正信訳）『みんなが手話で話した島』築地書館（1991）

(4) 木村晴美、市田泰弘『はじめての手話』日本文芸社（1995）

(5) 米川明彦『手話ということば―もう一つの日本の言語』ＰＨＰ研究所（2002）

(6) S・シャラー（中村妙子訳）『言葉のない世界に生きた男』晶文社（1993）

(7) 市田泰弘「日本手話の文法」言語 **27**, 45–51（1998）

(8) K. Emmorey, *Language, Cognition, and the Brain: Insights from Sign Language Research*, Lawrence Erlbaum Associates (2002)

(9) 木村晴美、市田泰弘「ろう文化宣言―言語的少数者としてのろう者」現代思想 **23**, 354–362（1995）

(10) H・ポイズナー他（河内十郎監訳）『手は脳について何を語るか―手話失語からみたことばと脳』新曜社 (1996)

(11) G. Hickok, U. Bellugi and E. S. Klima, "The neurobiology of sign language and its implications for the neural basis of language", *Nature*, **381**, 699–702（1996）

(12) A. Damasio, U. Bellugi, H. Damasio, H. Poizner and J. V. Gilder, "Sign language aphasia during left-hemisphere Amytal injection", *Nature*, **322**, 363–365（1986）

(13) D. P. Corina, et al., "Functional roles of Broca's area and SMG: Evidence from cortical stimulation mapping in a deaf singer", *NeuroImage*, **10**, 570–581（1999）

(14) H. J. Neville, et al., "Cerebral organization for language in deaf and hearing subjects: Biological constraints and effects of experience", *Proceedings of the National Academy of Sciences of USA*, **95**, 922-929 (1998)

(15) A. J. Newman, D. Bavelier, D. Corina, P. Jezzard and H. J. Neville, "A critical period for right hemisphere recruitment in American Sign Language processing", *Nature Neuroscience*, **5**, 76-80 (2002)

(16) G. Hickok, U. Bellugi and E. S. Klima, "What's right about the neural organization of sign language?: A perspective on recent neuroimaging results", *Trends in Cognitive Sciences*, **2**, 465-468 (1998)

(17) L. A. Petitto, et al., "Speech-like cerebral activity in profoundly deaf people processing signed languages: Limitations for the neural basis of human language", *Proceedings of the National Academy of Sciences of USA*, **97**, 13961-13966 (2000)

(18) 日本手話研究所（編）米川明彦監修『日本語―手話辞典』全日本ろうあ連盟（1997）

(19) 竹村茂『手話・日本語大辞典』廣済堂出版（1999）

(20) 米内山明宏監修、緒方英秋『わかりやすい手話辞典』ナツメ社（2000）

(21) K. L. Sakai, Y. Tatsuno, K. Suzuki, H. Kimura and Y. Ichida, "Sign and speech: Amodal commonality in left hemisphere dominance for comprehension of sentences", *Brain* **128**, 1407-1417 (2005)

How the Brain Creates Language

第12章

言語獲得の謎

言葉はどのようにして身につくか

内的体験の現象は、脳の活動の創発的特性であると考えられ、脳の機能の因果的決定因子となる[(1)]。

——ロジャー・スペリー　Roger Sperry

言語獲得の不思議

乳幼児の言語獲得では、喃語《なんご》（例えば、「アーアー」のように言葉にならない声、babbling）から、「マンマ」のような初めての言葉（初語）が現れる。手話に接している耳の聞こえない乳児では、手話の要素によく似た手のサインが喃語として現れることが報告されている。(2) また、ろう者の両親のもとに生まれた聴者の乳児も、手話のリズム（一秒に一・五回程度）に従った喃語のサインが現れるという。(3) この後は、しばらく一つの単語だけを使う時期が続いてから、二十カ月齢位で二つの単語を組み合わせて文を作る（二語文）ようになり、文法規則が使えるようになっていく。

このように、言語獲得の本質は、一定の成長の過程をとることにある。さらに不思議なのは、幼児期における脳の驚くべき吸収力である。幼児は、一歳から六歳位の間に、毎日数語くらいのペースで新しい単語を覚えながら、同時に複雑な文法を確実に身につけていくのだ。英語などで苦労した経験があれば、同じことを大人になってからやろうとするのがいかに難しいかは明らかだろう。

幼児の脳の不思議を支えるメカニズムは、ニューロンの成長・増殖と神経回路の再編成である。しかし、それが言語獲得にどのように役立っているのかがまだわからない。これは、一つの可能性にすぎないのだが、人間の幼児期が長いために、脳が豊富な言語の情報にふれる機会に恵まれていることも、言語獲得の効率に関係しているのかもしれない。人間は、他の多くの動物と比べると、未熟な状態で生まれる。しかも、十数年もかけて大人になるのは、他の動物と比べるとはるかに遅い。脳の未熟な幼児期が長いという特徴は、言語のような複雑な構造を作りこむのに適しているのだろう。

母語の不思議

一生の間に接する言語の中で母語に特別な意味があるのは、どうしてだろうか。この問題は、第2章で取り上げた、獲得と学習の違いに関係している。母語に関する限り、そういう言い方をしたらおかしい、というのが説明はできないけれどもわかっている。ではなぜ説明はできないのにそうしなくてはいけないとわかるのだろうか。親が話しているのを聞いて、それを覚えていただけにすぎないのだろうか。もしそれが正しいなら、三歳児が話をすることはまず無理だろう。親がすべての言葉を網羅して言っているわけではないし、文法的な規則にしても全部統計をとってみると、あまり使われていない規則がたくさんあるだろう。第8章で説明したように、計算機に文法を教えるときには正しい例と間違った例を両方与えなければならない。はっきりと文法の規則を与えてはいないのに、なぜ幼児は、文法的な規則を自分で発見して、一歳位から話を始められるのだろうか。

第2章で説明したように、母語の言語獲得は、もともと文法が脳にあると考えるしか、説明がつけられない。次のステップは、それを脳科学から証明することだが、まだまだ解決に時間がかかりそうだ。(4) これはチョムスキーの宿題のようなものである。

ピジンとクレオール

世界でもっとも多くの人が話している言語は何だろうか？　それはブロークン・イングリッシュだ、というジョークがある。英語圏以外のいろいろな国の出身の人が集まって、英語で会話をするとき、ごく限られたやさしい単語が好んで使われ、しかも活用変化のように複雑な文法は無視されてしまうことが多い。このように、母語の話者以外の人によって使用されて単純化した言葉を、「ピジン (pidgin)」と呼んでいる。ピジンは、一貫した文法規則を持たないので、自然言語と呼ぶことはできない。もともとこれは、イギリス旧植民地で取引きのために使われていたブロークン・イングリッシュのことを指していて、歴史の産物でもある。ピジンという言葉そのものも、「ビジネス」の中国語なまりなのだという。

アメリカのビッカートン (D. Bickerton) らのハワイを中心とする詳細な研究によって、ピジンが話されている環境で育った子どもたちが、ピジンをまねするのではなく、一貫性のある文法規則を備えた言語を自然に生み出してきたことが明らかになった。(5) こうして子どもたちが使うようになった独自の言語を、「クレオール（créole）」と言い、この現象を「クレオール化」と言う。クレオールは、立派な自然言語である。いったんクレオール化してしまえば、次の世代へは、同じクレオールが伝えられることになる。

手話のクレオール化

第11章で述べたように、健聴者の両親の間に耳の聞こえない子どもが生まれた場合や、子どもが言語獲得の前に耳が聞こえなくなった場合には、両親も手話を習い、できるだけ早い時期に手話の環境に接する機会を与えて、子どもに手話を母語として獲得させる必要がある。シムコムは、基本的に日本語文中の単語を手話単語に置き換えただけで、文法の要素を単純化しているので、ピジンに相当する。シムコムを使う環境で育った子どもが手話を使うようになると、シムコムがクレオール化して、自然言語としての日本手話に変化することになる。独自の変化をしてしまっては、他のろう者と話が通じなくなってしまうので、できるだけ早くネイティブ・サイナーの使う手話に触れさせることが大切である。

一九八〇年代中頃のニカラグアで、ろうの子どもたちの間で手話が広まっていることが、言語学者の注目を集めることになった。重要なのは、手話を教えてくれる教師が全くいなかったことである。ニカラグアのろう学校の先生はすべて聴者であり、口話法（第11章）でスペイン語を教えていた。子どもたちは、授業以外の時間に手話の原型となるマイムを使い始めたが、それがしだいにクレオール化しながら、新しい手話へと作り変えられていった。つまり、まわりに言葉がなくとも、子どもたちは言語を創ってしまう能力を持っていることになる。言語の創生過程そのものは観察できなかったようだが、その後の調査結果は、言語獲得の生得性を裏付ける貴重な証拠として議論されている。

アメリカのセンガス（A. Senghas）らの研究では、特に手話の空間的な特徴に注目した[6]。第11章で説明した類別詞のように、空間的な情報に基づいて文法的な手がかりを与える方法が、ニカラグア手話で最近用いられるようになってきた。類別詞がなくとも手話で会話をすることはできるので、初めはこの特徴がなかったのだが、クレオール化とともに、類別詞の使用が自然に生まれてきたのである。しかも、そのような変化を生み出したのは、十歳以下の子どもたちである、とセンガスは結論している。子どもが言語の天才なのは、このような「文法を創り出す能力」を持っているからだと考えられる。つまり、より自然でかつ規則的な文法に従うように言語を作り変えていく能力は、言語獲得の原動力である。日本でも、明治初期のろう学校でマイムがクレオール化することにより、「日本手話」が生まれたわけである。

幼児の言語獲得の特徴

幼児の言語獲得の特徴の一つは、不完全な文のデータを入力として、自然言語の特徴を完璧に備えた言語を獲得できることにある。この点は、「プラトンの問題」として、すでに第2章で説明した。親が積極的にすることと言えば、一つ一つの単語や文と物事の対応を教えることくらいだ。文法規則や単語の正確な意味は、幼児の生活を通して自然と獲得されていく。中学校や高校で行われている伝統的な英語の授業では、単語の意味を日本語の翻訳として教えて、文法は「こういうときにはそうなる」というような規則として理解させようとする。例えば、三人称・単数・現在形（いわゆる三・単・現）のときに、一般動詞の語尾に「s」がつくというように覚えるのが普通である。三・単・現だから「s」がつくのであって、なぜそうなるのか、と質問しても始まらない。

ところが、英語圏の幼児は、こんなやりかたでは英語を覚えない。だいたい、「三人称」とは何か、「単数」とは何か、「現在」とは何か、ということを、数も数えられない幼児に教えられないのは当然だ。英語では実感がわかないなら、日本語で考えてみよう。「昨日行った」、「今日は行かない」、「明日は行こう」、といった変化を覚えるのに、幼児には「五段活用」といった国文法の知識は必要ない。しかも、オウム返しにすべてを覚えているわけでもない。「昨日買った」、「今日は買わない」、「明日は買おう」、とすぐに応用できてしまう。すべてこのような変化ならやさしいかもしれないが、「昨日食べた」、「今日は食べない」、「明日は食べよう」、など、実際の変化は一筋縄ではいかない。

文法の規則は、教わらなくても、自然と自動的に身についてしまう。つまり、幼児の言語獲得には、「自動性」というユニークな特徴がある。しかも、単なる「類推」では説明できない能力で規則を発見し、しかもその規則の適用範囲を正確に定めることができる。

言語入力の問題

言語獲得の研究をする際に、ある言語の文法規則を規定するためには、どのような例文をどの位の数だけ与えればよいか、ということが現実的な問題となってくる。逆にこれがわからないと、生得的な言語知識の構造は決められないことになってしまう。言語獲得のもっとも難しい問題の一つが、この言語入力なのである。

また、乳幼児が生得的な能力によって母語を獲得するにしても、言語獲得には、「マザーリース（motherese：母親語）」の影響が大きいと言われている。[7] マザーリースは、発音がはっきりしていて、韻律の変化も豊かであり、文法を最小限含んだ短文で発話されることが多い。しかし、それがどのように幼児の言語獲得に影響しているかは、まだ部分的にしかわかっていない。特に、母親語が文法獲得に与える影響については、これからの重要な研究テーマとなるだろう。

言語獲得の問題の核心に、「言語知識」の問題がある。言語知識の三要素は、第3章で説明したように、統語論・意味論・音韻論である。幼児はこれらを並行して獲得していく。並行して獲得するのが獲得しやすいからであろうが、三要素が容易に分けられないということにも関係しているだろう。文法の獲得といっても、音韻や意味の獲得から切り離して、文法の規則だけを獲得することはできないからである。しかし、言語獲得の機構を理解するには、これらの三つを同時に考えるのは難しいので、いずれかに的を絞った研究が進められている。全体像がわかるようになるまでには、研究の積み重ねが必要だ。

母音の獲得

乳児は、六カ月までに母語の音声の特徴を認識できることが、アメリカの心理学者のクール（P. K. Kuhl）らによって明らかにされた。実験では、スウェーデン語、英語、日本語のいずれかを母語とする健聴児を対象として、母音の識別をテストした。このような実験に基づいて、クールは、次のような三段階からなる、「母語マグネット（Native Language Magnet, NLM）理論」を提唱している。[8]

【第一段階】生後間もない乳児は、初期状態の聴覚能力として、世界のさまざまな言語で用いられている普遍的な母音（十三種類）を区別して聞きわけられる（図12－1A）。図中の線は、異なる母音の境界を表す。

【第二段階】生後六ヵ月頃の乳児は、特定の母音について、何十万もの例を聞いた結果として、母語に特化した識別能力を身につける。これは、あいまいな母音を聞いたときに、記憶されたもっとも近い母音に引きつけられて認識される（マグネット効果）ためと考えられる（図12－1B）。図中の点の集まりは、記憶された母音を模式的に表す。

【第三段階】生後十二ヵ月頃の乳児は、初期状態の識別能力を失って、母語に特化した識別だけが可能になる（図12－1C）。これは、母音同士の境界がはっきり決まって、マグネット効果の及ぶ範囲が母音ごとに決まることを意味する。生後十二ヵ月頃で母語以外の言語音に対する識別能力を失うという事実は、カナダの心理学者のワーカー（J. F. Werker）らによって示されている[9]。

さらに、乳幼児に対するマザーリースの母音は、大人に対する母音よりもさらに広い周波数成分を含むように誇張されていて、子どもの識別能力の発達に役立つことが、クールらによる三ヵ国語の比較研究から明らかになっている[10]。

規則の獲得

このような乳児の言語能力は、音声の識別に限られるのではなく、七カ月の乳児は音声入力に潜在する規則性までも認識できることが、アメリカのマーカス（G. F. Marcus）らの実験で、最近明らかにされている。[11] ABAという音声パターン（A、Bには一音節を割り当てる）を二分間聞かせた乳児は、A、Bに割り当てられた音節とは独立に、ABAとABBという二つのパターンを区別できた。この実験は、「選好注視法」と言って、乳児が新しいパターンが提示される方向を好んで見るという性質を利用している。

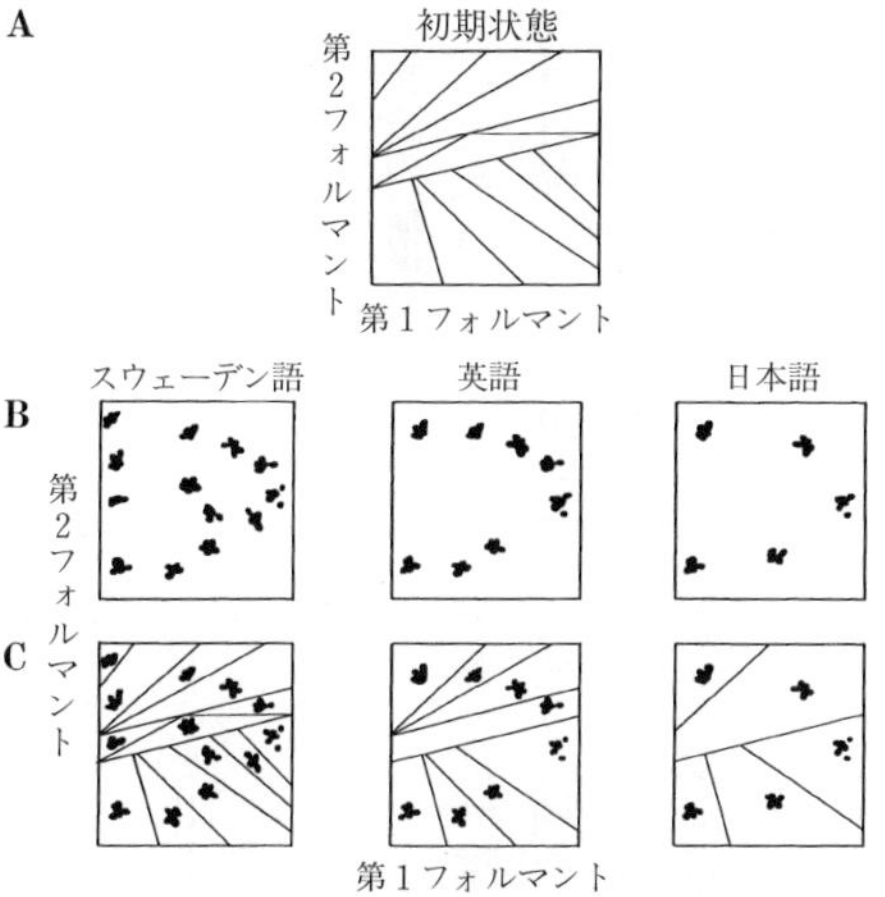

図12－1　乳児が示す母音の識別能力
A：出生時、B：生後6カ月頃、C：生後12カ月頃。声の主要な周波数成分のうち、低い方から順に、第1フォルマント（formant）、第2フォルマントと呼ばれており、この二つの組み合わせで母音が決まる。文献（16）を改変

ニューラルネットによるモデルが、このような「人工文法」を習得でき

るかどうかに関しては、議論の分かれるところである。人工文法を用いた大人を対象とする行動実験では、正規文法に従って生成された音や文字の列をあらかじめ提示しておくと、刺激の種類が異なっていても、同じ規則に従って作られたものかどうかを判定できたという報告がある。

文法の獲得

乳幼児は、ふつう十から十五ヵ月で意味のある単語が使えるようになる。十六ヵ月から十八ヵ月齢で一つの単語だけを使う時期の幼児を対象にした実験によれば、三語以上からなる文を聞いたときに、語順の文法に従って理解できることが明らかになっている。[12] この実験では、二台のテレビ画面に異なる映像を同時に見せる。左のテレビでは、ビッグ・バードがクッキー・モンスター（『セサミ・ストリート』というテレビ番組のキャラクター）をくすぐっており、右のテレビでは逆にクッキー・モンスターがビッグ・バードをくすぐっている。このとき、「ほら、クッキー・モンスターがビッグ・バードをくすぐっているよ。クッキー・モンスターがビッグ・バードをくすぐっているのはどっちかな？」というナレーションを入れる。幼児は、ナレーションに一致したテレビの方を見ている時間が長くなったので、語順の意味を理解していると言えるわけである。この結果は、文法の獲得が文法の実際の使用に先立って起こることを示しており、興味深い。

文法の獲得には、二種類の過程があると考えられる。第一に単語の文法的なカテゴリー（名詞・動詞など）を獲得する過程であり、第二にそれらを用いた文法規則を獲得する過程である。言語獲得においては、二語文・三語文の段階で、すでに名詞・動詞の区別が明確になっている。文法的なカテゴリーの獲得に、生得的な要素が関係していることを示す証拠として、次のような報告がある。

健聴者を両親に持ち、手話に接したことのない先天ろうの幼児（三歳から四歳）のジェスチャーには、自然言語の特徴が観察された[13]。自動詞（例えば、「とまる」）の主語を使う頻度が、他動詞（例えば、「とめる」）の主語ではなく、目的語を使う頻度とほぼ等しかった。ところが、母親のジェスチャーには一定の傾向は見られなかった。この幼児のジェスチャーには、自動詞主語と他動詞目的語を同じ「格（case）」と見なして、他動詞主語と区別するという特徴が見られる。例えば、

【1a】犬がいる。
【1b】猫がねずみを追いかける。

のような文の場合、犬とねずみを同じ格（絶対格）と見なして、猫は別の格（能格）とする。日本語では、主語である犬と猫を同じ格（主格）と見なして、目的語であるねずみは別の格（対格）とするが、これは言語によるパラメーターの違いの一例である。

能格を使う言語として、エスキモー語などが知られている。この実験はアメリカと台湾で行われて同様の結果が得られたが、英語や中国語は、日本語と同じように他動詞主語と自動詞主語を主格として扱い、他動詞目的語と区別する言語である。従って、能格を持つジェスチャーは、母語や文化の環境には関係なく、自発的かつ生得的なものだと結論できる。

胎児の脳と言語発達

「氏より育ち」と言われるが、これまで述べてきたように、言語獲得にはどちらも大切である。人間として言語を使う素質は遺伝的に脳に刻み込まれており、成長の過程で適切な環境の中で教育を受けることで、脳の言語野が発達していく。だから、言語獲得の研究では、脳の発達をくわしく調べることが鍵になるだろう。

図12－2は、胎児の脳の発生過程である。四十日ですでに脳の構造が現れていることは驚きである。三カ月も過ぎれば、大脳が著しく発達していることがわかる。胎児（約三十週目以降）や新生児の脳でも、解剖学的に左脳のウェルニッケ野が発達しているという報告があ

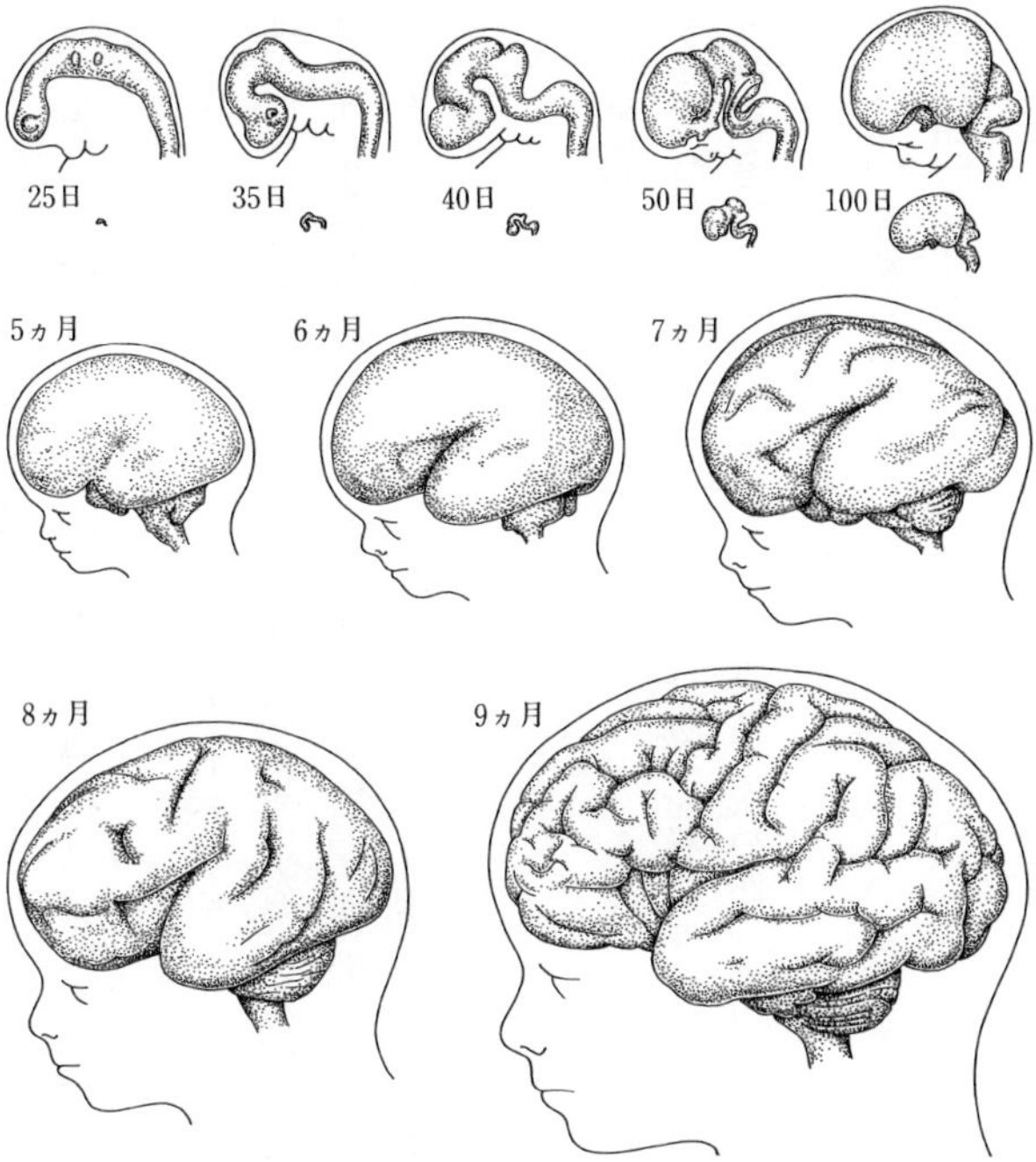

図12－2　胎児の脳の発生過程
最上段の図は、次の段にある小さな脳（5カ月以降の図と同じ縮尺）を拡大したもの。文献（17）を改変

る。これだけ立派な胎児の脳を見ると、生まれるまで能力を発揮せずに休んでいるとは思えなくなる。大脳に言語野を作っていく過程は、すでに胎児の段階から始まっているのではないだろうか。

メレール（J. Mehler）らの実験によると、フランス語を母語とする両親から生まれた乳児は、フランス語とロシア語を聞き分ける能力を、生後四日ですでに持っているという[14]。この事実は、胎児の段階で、母親の声を羊水を通して聞きながら、すでにその言語の音になじんでいることを示している。これは、驚くべき結果である。いわゆる胎教にも、生物学的根拠があるのかもしれない。

左脳優位性の発達過程

生まれたばかりの乳児、あるいは言語を獲得しつつある幼児では、左脳と右脳に機能的な差があるのだろうか。整理してみると、次の四つの可能性がある（図12−3）。

【2a】乳幼児のときから左脳優位のままで、成人まで変化しない。
【2b】乳幼児のときから左脳優位であるが、右脳で言語機能などを代償する能力があり、成人になるにつれ、この能力が徐々に消失する。

【2c】乳幼児のときは左脳と右脳は等価であるが、成長の過程で徐々に左脳優位となる。
【2d】乳幼児のときは右脳優位であるが、成長の過程で左脳優位にシフトする。

まず、子どもの失語症は、成人と比較して回復が早いという事実については、【2a】の可能性では説明が難しい。小児てんかんなどで左脳に異常があった場合は、成人になってから左脳の障害で失語症になったとしても、程度が軽いことが知られており、代償作用として右脳にも言語機能が存在することを予想させる。左利きの人や左利きの家系の人は、そうでない人と比べて失語症の回復が早いという事実も、同様にして【2b】の可能性で説明される。

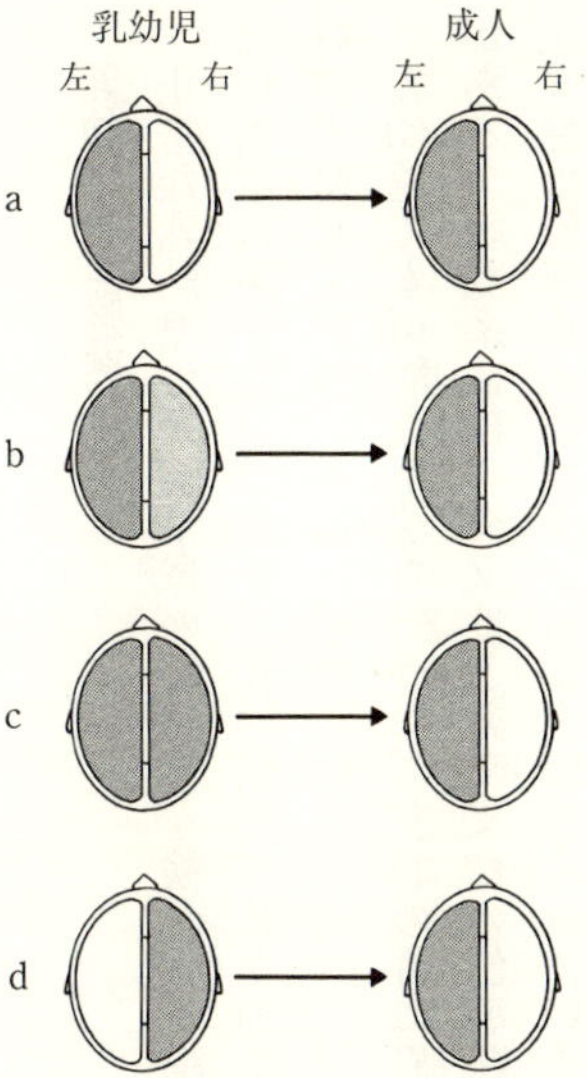

図12－3　左脳優位性の発達過程の可能性
影をつけた方が優位な大脳半球であり、薄い影は機能を代償する能力を表す。

次の第13章で紹介するアレックスという患者の例のように、初めから左脳が正常に機能していない状態で、言語獲得がある程度までできることが知られているので、【2b】だけでなく、【2c】や【2d】の可能性を検討する必要がある。

乳幼児の左脳優位性

正常な乳幼児で大脳半球の優位性を検討する際には、ＰＥＴや和田試験のような侵襲性の高い手法は使えない。また、乳幼児では頭を動かさないようにすることが難しいので、ＭＥＧやｆＭＲＩを用いることも難しい。

乳幼児でも可能な手法の一つに、左右の耳に異なる言語刺激を聞かせる「両耳分離試験」がある。聴覚系には、交叉性と非交叉性の伝導路があるが、両耳に刺激がある場合には、非交叉性の伝導路が抑制されることが知られている。右利きの成人であれば、右耳優位、すなわち左脳優位を示す。失語症の患者では左耳優位となることがあるが、これは必ずしも右脳優位になったためではなく、左脳の病変によって聴覚路が障害された結果、右耳からの刺激が無視されたためだと考えられる。

両耳分離試験を生後四日の乳児にテストした結果によれば、音節に対しては右耳優位で、音楽に対しては左耳優位であったという。乳児は言語報告ができないので、おしゃぶりの吸いつき反応の頻度が刺激によって変化することなどを反応の手がかりとしており、行動観察の指標だけでは対立した結果が得られることも少なくない。

両半球の機能分化には、母語を聞いて理解する能力の獲得と、母語を発話する能力の獲得の両方が関係すると考えられる。生後一歳頃までには、言語の獲得を含めてさまざまな行動パターンが発達してくるので、非常に興味深い時期である。生後一歳半前後の幼児でERPを記録して、言語における大脳半球の優位性を調べた研究がある。子どもが知っていると考えられる単語とそうでない単語とを聞かせて、脳波の違いを調べた実験によると、この違いは女児では左脳で、男児では左脳と右脳の両方で観察されるという。ただし、被験者の発話能力や理解能力に関して全く情報がないので、脳波の差で何を見ているのかは判然としない。

ネビルらは、この点を明らかにしてから、同様のパラダイムの追試を行った。[15]その結果、脳波の違いは、主に左脳のN200とN350の成分に見られた。また、二群に分けて比較した言語能力の差に基づく脳波の違いは検出できたが、性差による違いは再現できなかった。これらの結果は、【2b】の可能性で説明できるが、【2c】の可能性を否定するものではない。

ごく最近になって、【2d】の可能性を支持するような結果が現れた。生後十八日から十九歳までの三十九人の被験者（脳の画像診断が必要ではあるが、検査後二年にわたり神経系に異常がなく、右利きが確められた者）に対し、SPECT（単一フォトン断層撮影法）で大脳半球の優位性を調べたフランスの実験がある。この実験では、キセノンの同位体を用いて脳血流量を計測しているが、酸素の同位体を用いるPETよりも半減期が長いので、内部被曝の程度が大きいという問題がある。また、五歳以下の子どもは、催眠薬と麻酔薬の投与によって頭部が動かないようにしたうえで実験を行っている。従って、この実験は、あくまで「安静状態」における脳血流量の計測であることに、注意が必要である。この結果によると、一歳までは左右に差がなく、一歳から三歳までは右脳の血流量が高く、三歳以降は左脳の血流量が高くなる。しかし、感覚刺激や言語刺激を与えたときの大脳半球の優位性は、安静状態のときと同じであるという保証は全くない。この論文のタイトル（「右脳はヒトの幼児期に優位である」）は、誤解を招きやすい結論である。

以上のように、両半球の機能分化の発達過程について、四つの可能性のどれが正しいかは特定できていない。左脳全体と右脳全体の機能を比較して、「優位性」という尺度で評価すること自体に問題があるのかもしれない。言語機能、視覚機能、聴覚機能、運動機能のそれぞれが、異なった半球優位性と発達過程を示すことも、十分考えられる。この予想は、乳幼児を対象とする機能イメージングの手法によって、近い将来検証されるだろう。

●引用文献

（1）R・スペリー（須田勇、足立千鶴子訳）『融合する心と脳―科学と価値観の優先順位』誠信書房（1985）
（2）L. A. Petitto and P. F. Marentette, "Babbling in the manual mode: Evidence for the ontogeny of language", *Science*, 251,

1493-1496（1991）

（3）L. A. Petitto, S. Holowka, L. E. Sergio and D. Ostry, "Language rhythms in baby hand movements", *Nature*, **413**, 35-36（2001）

（4）酒井邦嘉「言語獲得の脳科学」生体の科学 **49**, 40-53（1998）

（5）D・ビッカートン（筧壽雄他訳）『言語のルーツ』大修館書店（1985）

（6）A. Senghas and M. Coppola, "Children creating language: How Nicaraguan Sign Language acquired a spatial grammar", *Psychological Science*, **12**, 323-328（2001）

（7）正高信男『0歳児がことばを獲得するとき—行動学からのアプローチ』中央公論社（1993）

（8）P. K. Kuhl, "Learning and representation in speech and language", *Current Opinion in Neurobiology*, 4, 812-822（1994）

（9）J. F. Werker and R. C. Tees, "Cross-language speech perception: Evidence for perceptual reorganization during the first year of life", *Infant Behavior and Development*, 7, 49-63（1984）

（10）P. K. Kuhl, et al., "Cross-language analysis of phonetic units in language addressed to infants", *Science*, **277**, 684-686（1997）

（11）G. F. Marcus, S. Vijayan, S. B. Rao and P. M. Vishton, "Rule learning by seven-month-old infants", *Science*, **283**, 77-80（1999）

（12）K. Hirsh-Pasek and R. M. Golinkoff, *The Origins of Grammar: Evidence from Early Language Comprehension*, The MIT Press（1996）

（13）S. Goldin-Meadow and C. Mylander, "Spontaneous sign systems created by deaf children in two cultures", *Nature*, **391**, 279-281（1998）

（14）J・メレール、E・デュプー（加藤晴久、増茂和男訳）『赤ちゃんは知っている—認知科学のフロンティア』

藤原書店（1997）
（15）D. L. Mills, S. A. Coffey-Corina and H. J. Neville, "Language acquisition and cerebral specialization in 20-month-old infants", *Journal of Cognitive Neuroscience*, **5**, 317–334（1993）
（16）P. K. Kuhl, "Language, mind, and brain: Experience alters perception", In *The New Cognitive Neurosciences*（Ed. M. S. Gazzaniga）, 2nd Edition, The MIT Press（2000）
（17）W. M. Cowan, "The development of the brain", *Scientific American*, **241**（3）, 106–117（1979）

How the Brain Creates Language

第13章

感受性期とは何か

子どもは言語の天才

こうして脳は、生物学者が本能的学習と呼ぶものによく似たメカニズムのおかげで、われわれが言語を習得することができるように構造化されているのだと考えられる。これこそが、人間性の基本的要素の一つ、たぶんもっとも本質的な要素である[(1)]。

——ジャック・メレール　Jacques Mehler

臨界期での脳の可塑性

「刷込み」とは、鳥のひなが最初に目にした動く物を、親代わりのように後について歩くようになる習性で、オーストリアの動物行動学者、ローレンツ（K. Z. Lorenz　一九〇三〜八九）が初めて報告した。(2) 刷込みは、どの鳥でも見られるわけではないので、種に固有な習性であり、遺伝的に行動が決まっていることを示している。さらに、刷込みは生後間もないある一定の期間にしか見られないので、発達の過程に「臨界期（critical period）」という特別な時期があると考えられるようになった。

この臨界期という考えは、一九六〇年代から行われた、ウィーゼル（T. N. Wiesel　一九二四〜）とヒューベル（D. H. Hubel　一九二六〜）による一連の視覚の実験によって、さらにはっきりしたものになった。ネコを用いた彼らの実験によると、ネコに視覚刺激を制限して与えたときに、大脳皮質視覚野のニューロンの反応に劇的な変化が起こる。ネコの臨界期は、生後四週から三カ月までである。例えば、臨界期に一方の眼を閉じたままで育てた場合、一次視覚野のニューロンのほとんどは、開いていた方の眼にしか反応しなくなり、これはそのネコが成熟しても変わることはない。また、臨界期に縦じまの入ったゴーグルをつけて育てると、一次視覚野の多くのニューロンの方位選択性が垂直方向に偏ることを、他の研究者たちが見つけた。

臨界期に見られるこのような脳の変化を、脳の「可塑性」と言う。これは、脳の発達の自由度が、環境に適応するように制限を受けるものと考えられている。脳の基本的な構造は遺伝子によって作られるが、環境からの刺激に対してニューロンの活動が示すパターンによって、脳の回路が改良されていく。このように、脳の発達には、遺伝子による形成（formation）と環境による改良（refinement）の両方が重要である。なお、臨界期を境にして可塑性が少なくなるものの、完全になくなってしまうわけではないので、むしろ「感受性期（sensitive period）」と呼ぶ方が適切だと言える。

言語獲得の環境

「オオカミに育てられた子ども（野生児）」の話は、六百年以上も昔から、五十近い例が報告されている。なかには、伝承とともに脚色されたものもあるかもしれない。高校の社会の教科書にも、インドの森の中で、オオカミといっしょに生きていた二人の少女（推定年齢八歳と二歳）が保護された話が載っている。年上の少女は、その後九年ほど生き続けたが、覚えた言葉は三十語あまりにすぎなかったという。このような報告のほとんどの例で、話すことはもちろん、話し言葉の理解も難しかった、というのが通説である。

十九世紀のドイツでは、政治的陰謀のため幼児期に地下牢に幽閉されていたため、言語の発達に遅れが見られたというカスパール・ハウザー（Kaspar Hauser）の有名な話がある。一九七〇年代のアメリカでは、幼児虐待を受けて声を出すことを許されず、十三歳の時に保護されたときには、全く話すことができなかった少女（ジニー）の例が報告されており、その後八年にわたって研究されたが、発話と理解の両方とも正常には戻らなかったと言われている。(3)

また、生まれつき全く耳が聞こえず、手話を学ぶ機会もなかったならば、正常な環境に育ったとしても、言語を身につけることなく成長してしまうだろう。そのような例を本格的に調査した報告は非常に少ないが、シャラー（S. Schaller）による記録に出てくる二十七歳の青年の場合、そもそも言語というものが存在することすら知らなかったことがわかる。(4)何度も何度も手話と文字のレッスンをくり返して迎えた六日目、彼はついに「C―A―T」とネコという概念を結びつけることに成功した。「すべての物に名前がある」ということを悟ったときの彼の興奮と、これまで人間の世界から隔絶されていたことを悟った深い悲しみ。こうして最初の壁を乗り越えたと言っても、手話による語彙や文法の習得は、その青年にとって非常に骨の折れる作業であった。

以上のような例から明らかなように、言語能力が遺伝的に決まっているとしても、自動的に言葉が話せるようになるわけではない。適切な時期までに、言葉のある環境に接していなければ、言語を獲得することは非常に難しくなる。

言語獲得の感受性期

言語獲得にも感受性期があるという考えは、一九六〇年代に、アメリカのレネバーグ（E. H. Lenneberg）によって広まった[5]。小児失語症は、思春期が始まる十二歳頃を境にして回復しにくくなるので、十二歳までが言語獲得の感受性期ではないかとレネバーグは考えた。脳が成熟していく発達の過程に感受性期の原因があるというこの仮説は、「早期発達（earlier-is-better）仮説」と呼ばれている。

言語獲得のさまざまな研究を総合すると、だいたい六歳までに言語獲得の爆発的なピークがあると言われていて、習得される単語の数も、三千を超えるほどである。しかし、思春期以降は、その能力が急速に衰えてしまう。最近の早期教育の過熱が必ずしもよい結果だけを生むとは言えないが、言語獲得にとって、幼稚園から小学校にかけての環境が大切なことは確かである。

小学校に上がった後は、語彙と概念がさらに発達していく。しかし、最近さまざまな娯楽が増えて、特にテレビゲームに夢中になるあまり、子どもが友達と話す時間や本を読む時間が減ってきている。この傾向が加速すると、言語の能力に影響が出てくることも心配される。成長の過程で読むべき本があるというのは真実で、適切な時期に適切な言語環境に触れることは、心の発達にも必要なことだ。

文法能力の感受性期

アメリカのジョンソン（J. S. Johnson）とニューポート（E. L. Newport）は、四十六人の韓国人と中国人を対象として、英語の文法の習熟度と、アメリカに移住したときの年齢との関係を調べた(6)。この調査で使われた文法テストは、文を聞いて文法的に正しいかどうかを判断するものだった。その結果、七歳までにアメリカに来た人は、ネイティブ・スピーカーと差がなかったが、それ以降は、年齢が上がるにつれて成績がどんどん落ちていき（図13−1）、個人差が大きくなった。

この知見は、七歳頃が母語と第二言語の境を決める感受性期であることを示しており、たいへん興味深い。また、母語の獲得にはほとんど個人差がないのに対して、第二言語の獲得に個人差が大きいことは、両者のメカニズムの違いを示している。母語が同じ人たちで、知性にもそれほど差がないにもかかわらず、語学が得意な人と、そうでない人がいるのは、どうしてだろうか。今のところ、知能や学習態度などの個人差によって、第二言語に対する力量の差を説明する試みは、失敗に終わっている。[7]

ニューポートは、言語獲得の能力が大人になるにつれて失われていくことの説明として、「制限有利（less-is-more）仮説」を提唱している。[8]乳幼児は、大人と比べると知覚や記憶の点でさまざまな制限を持っているが、むしろそれが幸いして、言語を要素として学習することがやさしくなるのだという。認知能力に制限があった方が言語獲得に有利になる、というこの仮説は、早期発達仮説とは違った角度から言語獲得のメカニズムにアプローチしていて、興味深い。しかし、早期発達仮説と制限有利仮説のどちらが正しいかは、まだわかっていない。

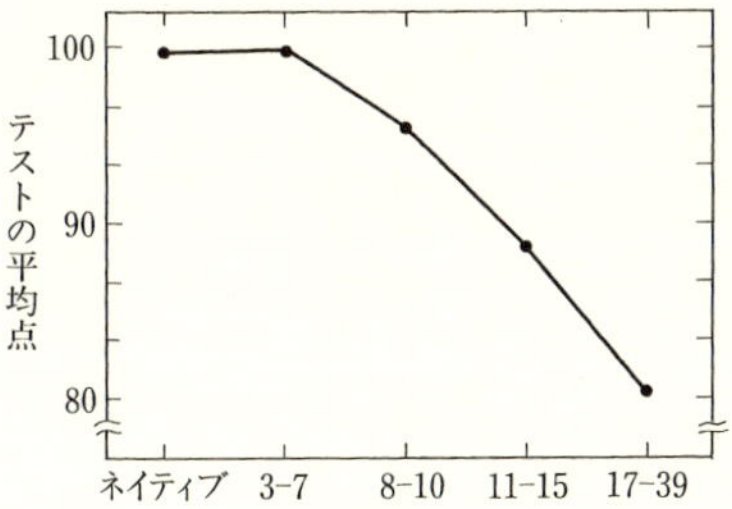

図13－1　文法の感受性期
横軸は、アメリカに移住した年齢。縦軸は、英語の文法テストの成績で、ネイティブの成績を100点とした。文献（6）を改変

言語獲得と発生の共通点

言語の感受性期の存在は、言語もやはり遺伝的プログラムの過程で段階的に発達することを予想させる。音韻や意味、文法のそれぞれの要素ごとに感受性期があって、それらが相互にからみ合った形で、言語獲得の段階を作っていると考えられる。しかも、その過程は基本的に脳の可塑性をもとにして、まわりの環境の言語刺激に基づ

いて進行する。

最近の発生学では、卵にもともとある物質の濃度勾配に従って遺伝子の発現が調節されることを明らかにした。こうした遺伝子が作り出すタンパク質は、さらに細胞内外の環境を変えていき、次にいつ、どこにある遺伝子をはたらかせるかを決定するシグナルになっていることがわかってきた。

脳の場合は、体の中にある物質の代わりに、感覚刺激を外から取り込んで、それを決定のためのシグナルとして使っていると考えればよい。目や耳などの感覚器官は、脳の出店としてはたらいている。脳の発生では、感覚器官からの入力と運動器官（筋肉）への出力によって必要な調整を受けながら、神経回路ができてくることがわかっている。その意味では、言語獲得は、発生と同じような遺伝的プログラムによって決定されることになる。言語獲得がほとんど自動的に行われることを考えれば、それが環境の言語刺激に依存していても、「生得的」と呼ぶことは基本的に正しい。

言語獲得の多段階仮説

入力データなしには言語獲得が成立しないから、言語獲得が「学習」だ、というのは水掛け論である。獲得説と学習説（第2章）のどちらも、自説に都合のよい証拠だけを取り上げてくるので、どちらが正しいかを議論し始めると、平行線のまま収拾がつかなくなってしまう。言語獲得が、完全な本能と完全な学習の中間にあるならば、すべては相対的であり、程度の問題である。これまでの「本能か、それとも学習か」、という議論で欠けていたのは、言語獲得が多段階であるという認識であろう。そこで、本能と学習の両方を言語獲得に対する要因と見なして、「言語獲得の多段階仮説」としてまとめてみよう（図13－2）。

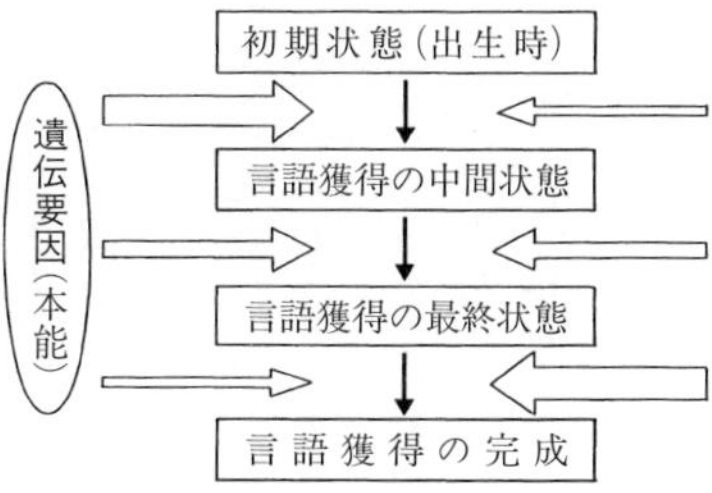

図13－2　言語獲得の多段階仮説

脳の神経回路の基本部分が遺伝子によって作られることで、初めて特定の言語刺激を受けつけるようになる（中間状態）。次に、受け取った刺激を最適に処理できるように、神経間の伝達の細かい調節が行われる。その調節の結果は、さらに別の遺伝子によって定着される（最終状態）。それぞれの言語機能ごとにこのように複数の段階があって、各段階は、遺伝要因と環境要因の両方から影響を受けると考える。出生時の初期状態から、言語獲得の中間状態を経て最終状態へと進むにつれて、遺伝要因である本能が優勢にはたらく段階から、環境要因である学習が優勢になる段階へと徐々に移行する。言語獲得が最終状態に達すれば、後は学習のメカニズムで語彙と概念を増やしていくことで完成する。言語獲得の過程に遺伝要因と環境要因の両方がかかわっていればこそ、そのどちらも最終的な個人差に反映されることになる。

多くの心理学者が、現象の多様性や複雑さに目を奪われるあまり、言語発達の生得性を疑いたくなるのは(9)、やむを得ないことかもしれない。しかし、ケース・スタディー(事例研究法)から言語獲得の一般法則を導き出せなかったからといって、それは言語獲得に一般法則がないことの証明にはならない。本質的な問題は、言語獲得のプログラムの流れを明らかにすることである。どの段階でどんな遺伝要因と環境要因が決定的な要因になるかを明らかにすることが重要だ。この多段階のプログラムがわかってくれば、遺伝的な障害や異常な環境が、どのようにして言語獲得の遅れをもたらすのかを正しく理解できるようになるだろう。

驚くべき言語能力の回復

一九九七年に報告されたアレックス(Alex)という患者の例(10)は、言語獲得の問題について、極めて重大な問題を投げかけることになった。アレックスは、スタージ=ウェーバー(Sturge-Weber)症候群という脳の病気にかかっており、八歳のときに、萎縮した左脳皮質の全体を切除する手術が行われた。そのときの精神年齢は三歳以下で、発話できるのは、「ママ」といくつかの音(例えば'oof')にすぎなかった。

head	toes	cold	there	moon	him
hand	toothpaste	sun	not	book	mouse
arm (s)	water	it	no	bus	mice
ear (s)	hair	is	yes	dog	more
nose	eye	on	do	boat	man
mouth	hide	in	two	mat	toy (s)
tooth	hear	at	off	ball	meat
teeth	hurt	out	light	dice	nice
foot	hot	here	light off	milk	

表13－1　右脳しか持たないアレックスが初めの3カ月間に獲得した単語
アレックスが発話を始めた9歳4カ月から9歳7カ月までの間に獲得した単語を、母親が記録したもの。文献（10）より

九歳になって抗けいれん薬の投与を中止した一月後に、突然、音節や単語を話し始めるようになった（**表13－1**）。アレックスは、名詞や代名詞だけでなく、形容詞や動詞、前置詞なども習得できたことがわかる。その数ヵ月後には、文を構成できるようになり、言語療法士による訓練の結果、十五歳となったとき、正常に近い発話能力と言語の理解を身につけることができた。これは、驚くべき言語能力の回復の例である。

この報告には、右脳だけで、しかも九歳を過ぎても言語が獲得できるという、二重の驚きがある。次の課題は、アレックスが読み書きもできるようになるかどうかである。また、右脳が言語機能を受け持つような再編成が生じていたのかどうかが、今後の研究でさらにはっきりすることを期待したい。

言語のトレーニング

こうした研究は、一度失った機能を回復するための「リハ

ビリテーション (rehabilitation)」だけではなく、もともと障害されている機能を正常に生み出すための、「リノーマリゼーション (renormalization)」という新しい分野を切り開くに違いない。

この分野のパイオニアであるアメリカのメルゼニック (M. M. Merzenich) とタラール (P. Tallal) のグループは、言語障害や難読症の子どもたちを対象にして、集中的な聞き取りと発話のトレーニング・プログラム (Fast ForWord) を開発した[11、12]。サンフランシスコの研究所で実物を見せてもらったところ、テレビゲームをうまく生かしたテストになっていた。子どもが喜びそうな画面上のキャラクターとともに、テンポよく次々と音声が現れる。例えば、「ダ」と「タ」という音をすばやく聞き取って区別しないとうまく得点を上げられないようにできていて、大人でも熱中できそうだ。楽しくゲーム感覚でできるように工夫してあって、つらいリハビリの「訓練」とは全く違うコンセプトで作られていることがわかった。そのためか、二十四日間で三十八時間という集中的なトレーニングができるようになっている。二〇〇一年現在で、すでに十一万を超える子どもたちの言葉の回復に役立っているという。日本でも、小学生にやってもらったら、英語力が飛躍的に向上するかもしれない。

バイリンガルの不思議

英語が得意な人でも、日本語と同じレベルまで話したり聞き取れるようになるのが難しいのは、母語を獲得した結果として、逆に第二言語の獲得がしにくくなるためかもしれない。つまり、脳が日本語のパラメーターを最適とするようにうまく調整されていればいるほど、英語のような違うパラメーターを受けつけにくくなると考えられる。

私のある知人は、日本人を両親として日本に生まれ、六歳からアメリカで育ったが、ほとんど英語に苦労しているようには見えない。しかし、その人はlとrを完璧に区別して発音できるのに、lとrの中間的な音を耳で聞き分けるテストをしたら、成績は五〇%だったという。このような例から、lとrの区別のような音韻の獲得にも、感受性期があるのではないかと考えられている。実際、生後六から十二ヵ月の日本の乳児は、lとrの区別を正しくできるという報告がある。

それでは、バイリンガルはどうして二つの母語を使うことができるのか、という疑問が起こる。一つの言語だけでもたいへんなのに、二つ以上の言語をいっぺんに覚えることなど、どうしてできるのだろうか。例えば、母親が日本人で父親がアメリカ人の場合では、生まれてからバイリンガルの環境となるので、二ヵ国語を同時に獲得しなくてはならない。

大学のときの英語の先生のオープンハウスで、お宅を訪問したときのことだ。小学校に通っている娘さんが、ちょうど家に帰ってきた。ひとしきりアメリカ人のお父さんとネイティブの英語で話していたと思ったら、突然、日本人のお母さんの方をふり向いて、「ママ、今日学校でね、……」と日本語で話し始めた。完璧なバイリンガルを目の当たりにして、その切り替えの早さと巧みな話しぶりに驚嘆したことを、今でもはっきり覚えている。

大学院時代からの私の友人で、脳科学者として第一線で活躍しているヘンシュ貴雄（Takao Hensch）氏は、トリリンガル（日・独・英）である。お母さんは日本人、お父さんはドイツ人で、彼はアメリカで育った。何語で夢をみるのか聞いてみたところ、お母さんが出てくる夢のときは日本語、お父さんが出てくるときはドイツ語で、友達が出てくるときは英語なのだそうだ。現在は、イタリア人の奥さんと結婚して、自らバイリンガル（伊・英）の子どもを育てている。

認知心理学のパイオニアであるジャック・メレールは、スペインで生まれてアルゼンチンに移住し、イギリスで化学の博士号をとってから、アメリカに渡って心理学の学位を得た。長くフランスで研究を続けた後、現在イタリアで活躍中である。海外の研究者に会うたびに、西・英・仏・伊の各言語に切り替えて話しているのを聞いて、びっくりした。まさに、コスモポリタンである。

バイリンガルの言語発達

ベルギーのようにフランス語とオランダ語（フラマン語）の両方が使われていれば、子どもは自然とバイリンガルになる。世間一般の見方では、このような環境は子どもに負担が大きすぎ、結局どちらの言葉も中途半端になってしまって危険である、と言われてきた。しかし、世界中のバイリンガルの子どもたちは、流暢に複数の言語を話しており、学校へ行く年頃になるまでに、ほとんどの子どもは、単一言語の子どもたちと同様の言語発達の段階に達する[13、14]。

バイリンガルの言語獲得の過程は、いくつかの中間段階をたどることが指摘されており、ボルテラ（V. Volterra）とテシナー（T. Taeschner）の説[15]をまとめると、次のようになる。

【第一段階】子どもは、二つの言語を区別せずに、両方の言語の単語を含んだ一つの語彙の体系を広げていく。一方の言語の単語を知っていても、同じ意味を持つ他方の言語の単語を知らない場合がほとんどである。その結果として、二、三の単語を含む文を発話するときに、同じ文の中で二つの言語の単語が混ざって使われてしまう。

【第二段階】両方の言語からの単語が、同じ文に混在する割合は、急速に減少していく。それぞれの言語の語彙が増加するにつれて、両方の言語間の同義語が発達していく。しかし、二つの言語の文法規則を区別することができないため、一方の言語の文法を両方の言語で使ってしまうことになる。

【第三段階】語彙と文法の両方において、二つの言語を区別して話すようになる。しかし、それぞれの言語は、その言語を用いる親に対してだけ使っている。

このように、バイリンガルの場合で、語彙と文法が別々に発達していくことは興味深い。また、言語を獲得するときにおかれた環境がバイリンガルだとしても、単一言語の場合と同じように、一つの語彙体系と一つの文法体系を作り出そうとしていることがわかる。

なお、ここに紹介した仮説は、「統合言語仮説」と呼ばれているが、それに対して、最初から二つの言語を分けて使えるという異論（即時分化仮説）もある。[16] バイリンガルと一口に言っても、必ずしも二つの言語を使う能力が等しいわけではなく、どちらか一方の言語が状況によって優勢になることもある。そのときは、二つの言語が初めから分化しても不思議はない。

そもそも、両親が異なる言語を使っていることを、「〇〇語」という概念を持たない一、二歳の幼児がわかるはずがない。二つの言語の違いを意識しなくても、その特徴の違いを脳が確実に刻んでいき、中間段階を経るうちに、二つの言語が分化していくのだろう。

第二言語の獲得に普遍文法は必要か

第二言語の獲得では、このような中間段階を経ることはなく、まず母語の獲得が終了して、それから次の言葉がくる。従って、第二言語の獲得はバイリンガルの言語獲得と本質的に違うことが予想される。大人になってから英語を覚えるときに、英文法から始めるのではなく、幼児と同じように「英語のシャワーを浴びれば」英語が身につく、という説があるが、それでもバイリンガルの能力にはかなわない。

第二言語の獲得において、普遍文法がどの程度はたらくか、という問題は、言語知識の範囲と可変性を理解するうえで重要である(17)。この場合、両極端の可能性をとることは難しい。普遍文法が完全にはたらいているとすると、どんな言語でも幼児と同じペースで覚えられることになり、第二言語の獲得には骨が折れるという、大多数の人が経験している事実に反することになる。また、第二言語の獲得に普遍文法が全く使われないならば、そもそも第二言語は自然言語とは言えないことになってしまう。

実際、第二言語を使うときの間違いは、全くでたらめなのではなく、母語の規則性をそのまま使ってしまうことが原因である場合が多い。第二言語を使うときに、文法的でない文を作ってしまう間違いが、母語の文法に従えば間違いではないとすれば、普遍文法の違反ではないことになる。従って、このような事実は、普遍文法が使われているという仮説を否定するわけではない。

普遍文法のパラメーターが母語で決まることを第4章で説明したが、パラメーターがはっきり固定されていればいるほど、母語の文法は自動的に、そして苦労することなく使いこなすことができる。また、このパラメーターが強力に決まっていて、変更が難しければ難しいほど、第二言語の獲得は難しくなるだろう。つまり、第二言語の獲得に対してわれわれが示す、中途半端な能力は、母語の堪能さの裏返しであると考えられる。

今のところ、普遍文法が何らかの形で第二言語の獲得に機能している、という仮説の方が有力であり、検証も可能だと考えられている[18]。脳の機能イメージングによって、第二言語の獲得に伴う変化をとらえることができれば、普遍文法のメカニズムがわかってくるものと期待される。

ナチュラル・アプローチ

ある言語を習得する際に、母語を一切使わずに、その言語だけを使って教える方法がある。一九七〇年代からテレル(T. D. Terrell)らが提唱する「ナチュラル・アプローチ」は、この方法をさらに発展させたもので、言語の理解の方が表出よりも先に起こることを原則として、意思を伝達するための技能を身につけることを目標にする方法である[19]。

乳幼児も、母語を話し始めるよりも前から、母語を理解していることが、さまざまな行動実験から示されてきた（第12章）。さらに、話題となっている内容を理解することが第二言語の獲得にとって必要であることは、経験から明らかであろう。全く内容を理解できない状況では、第二言語にいくらふれても、自動的に身につくことはないからである。

第2章で述べたように、第二言語の獲得は「学習」の側面が強く、中学校や高校の英語の授業では英文法の学習が重視されている。英文法を十年間やっても、それだけでは英語をペラペラに話せるようにならないのは残念なことである。いったいどこに問題があるのだろうか。意識的な文法の学習を表出に結びつけるための条件として、クラッシェン（S. D. Krashen）は、次の三点を指摘している[19]。

【1a】第二言語の話者は発話前に発話文を点検する時間が必要である。
【1b】話者は訂正することを意識していなければならない。
【1c】規則を知っていなければならない。

実際の会話では、これらの条件が満たされることはほとんどない。【1a】を満たすためには、話し始める前に沈黙しなくてはならないので、自然なテンポの会話にはまず間に合わない。また、人との会話では、【1b】よりも話の内容の方が大事である。どんなに英文法を勉強しても、【1c】の条件を満たすことにならないのは、言語の規則には圧倒的に多くの無意識的な知識が必要だからであり、意識的な文法はごく一部にすぎないからである（第4章）。クラッシェンは、意識的な文法の学習に基づくやり方では、「自然に」話すことができないと指摘している。ナチュラル・アプローチは、第二言語の獲得を、学習ではなく母語の獲得に近づけるための方法であると言えよう。ナチュラル・アプローチを第二言語の獲得に用いる試みが、英語をはじめ手話も含めて実践されている。

多言語性失語症

バイリンガルの人が失語症になると、一般に二つの言語が同時に影響を受けることが多く、多言語性失語症と呼ばれる。しかし、言語によって異なった障害を引き起こすこともあり、その回復過程も一定ではない。第一言語（なじみの深い方）の方が第二言語よりも回復が早く、経過もよいのが一般的である。従って、言語野が、すべての言語で同じように使われているとは言えない。それから、一方の言語がブローカ失語になり、他方の言語がウェルニッケ失語になるという極端な報告もあるが、もともとある言語の文法性の違いや、運用能力の差を反映しているだけかもしれないので、注意が必要だ。

なじみの深い方の言語の方が失語症の症状が重く、長く続いたという報告もある。[20] このE・Mというイニシャルのイタリアの患者は、ヴェネツィア方言を母語として使ってきた。脳卒中の後、この母語がほとんど話せなくなったのに、あまり慣れていないはずのイタリア共通語では会話ができるというから驚きである。E・Mの脳損傷は、左の大脳基底核にあった。第6章で説明したことから考えると、大脳基底核は母語を発話するときの自動的なはたらきがあって、このメカニズムがうまくはたらいていないのかもしれない。第二言語の方は、意識的に調節をする必要があるので、大脳基底核の損傷の影響を受けずに、あまり障害が見られないと考えられる。

脳外科の手術中に局所的な電気刺激を大脳皮質に直接加えると、物の名前を言い間違えたりするような失語症が起こる場合があるが、これをバイリンガルの患者で両方の言語について調べた例は非常に少ない。ペンフィールドらの膨大な症例でも、同じ患者で複数の言語を調べたのはたった一例しかないという。オジェマンらによって報告された、バイリンガルの症例によれば、言語野の中心では両方の言語が同じように影響を受けたが、一方の言語しか影響を受けない領域もその周囲に存在していた。[21] 同じ絵を見せて、英語では答えられなかったが、オランダ語では正しく絵の名前を答えることができたという。

もっとも不思議な失語症

百数十年におよぶ失語症の研究で、日ごとまたは週ごとの時間で失語症となる言語が入れ替わるという事実は、もっともユニークな現象と言えるだろう。パラディス（M. Paradis）らが報告している二人の患者は、一つの言語で話をしようとすることが難しいのに、もう一方の言語では比較的流暢に話ができる。[22] その一人は、第一言語がフランス語で第二言語がアラビア語、もう一人は、第一言語がフランス語で第二言語が英語だった。ところが、数日経つと、うまく使えていた言語が使えなくなり、使えなかった言語が今度は使えるようになった。次の日、または数日経つと、またもや言語の入れ替えが起こったのだから、不思議である。この失語症は、「交互対抗性失語症（alternate antagonism）」と名づけられた。別名は、「シーソー回復現象」で、ちょうどシーソーが交互に上下するのと似ている。

言語の理解については、どちらの言語も常に正常だった。二つの言語間の翻訳について調べたところ、さらに驚くべき非対称性が明らかになった。そのときによく話せる言語からもう一方の言語への翻訳は、問題なくできたが、その逆の翻訳はできなかったのである。もし、どちらか一方の言語の発話自体が問題ならば、その言語に訳して話すときに障害が現れるはずなのだが、実際はその逆だったのだ。このことから、翻訳が二つの言語の理解と発話の両方から独立した認知機能であるという、予想外の結論が得られることになる。

この不思議な現象を説明するメカニズムは、単純なものから複雑なものまでいろいろと考えられるが、今なお証明はない。二つの言語の神経回路に全く異常がなくとも、どちらを使うかを決めるスイッチの部分が故障したために一方がオンになったりオフになったりするという可能性が一つである。他には、脳損傷で言語に割り当てるリソースが不足したために、二つの言語の神経回路が、優位になろうとして競争するという可能性が一つ。今日はフランス語が勝つかもしれないが、明日は英語が頑張るかもしれない。

それぞれの言語で理解から発話に至る段階がいくつかあるとして、そのどの段階で、二つの言語の間に橋が渡されるのかが、問題の核心部分である。このような患者で脳機能を測ることができたら、脳のどこを使ってスイッチングが起こるのかを明らかにできるだろう。だが、残念ながらこのような症例は少ない。脳の損傷部位もＭＲＩで特定されていなかったのが惜しまれる。

バイリンガルのイメージング実験

エバンスらによるＰＥＴの実験では、英語を母語として、五歳以降にフランス語を習得した人を被験者としている(23)。そのパラダイムは、

【2a】同じように韻を踏む単語の生成（英語のみ）
【2b】同じ意味の単語の生成（英語またはフランス語）
【2c】単語の翻訳（英仏または仏英）

であり、差分法に用いるそれぞれのコントロール条件は、英語またはフランス語の単語の復唱とした。その結果、三条件にはほとんど違いはなく、左脳の前頭葉下部の広い領域に活動が見られた。

アメリカのハーシュ（J. Hirsch）らによるｆＭＲＩの実験では、「人種のるつぼ」の国らしく、英語の他に十の言語のいずれかを母語とする被験者を対象として、幼少のときからバイリンガルで育った群（早期バイリンガル）と、十歳頃から第二言語を習得した群とを比較している。(24)そのパラダイムは、その被験者が話せる言語の一つを指定して、前日の午前・午後・夜のそれぞれに起こった出来事を声に出さないで記述してもらうもので、安静状態を基準にした。

その結果、第二言語を後から習得した群では、二つの言語による活動領域がブローカ野（ブロードマンの44野）の中で分離していた。ただし、両者の位置関係は一定しておらず、母語に対応する場所は、被験者によって違いが見られた。一方幼少からバイリンガルで育った群では、二つの言語による活動領域がブローカ野の中で重なっていたという。これは、脳が一つの語彙体系と一つの文法体系を作り出そうとした、中間段階の名残を反映しているのかもしれない。この結果は明快だが、はたして「内言」を用いたこのパラダイムで、これほどの差が出るものであろうか。なお、ウェルニッケ野では、どちらの群でも、二つの言語による活動領域に違いが見られなかった。

第二言語の能力は、母語と比べて個人差が大きいので、脳の活動が母語と第二言語で違うときに、それぞれの言語の運用能力の差を見ているのか、習得時期の差を反映しているのかが問題になる。この点について、メレールが率いるイタリア・フランス・スペインの合同チームは、PETを使って検討した。[25] 被験者として、イタリア語を母語として、十歳以降に英語を第二言語として習得したグループと、四歳以前にスペイン語とカタルーニャ語(Catalan)の両方を習得した早期バイリンガルのグループを対象とした。どちらのグループも、二つの言語に堪能であり、脳の活動には言語による違いがほとんど見られなかった。従って、第二言語を習得した時期ではなく、習熟度の違いによって脳の活動に差が見られる可能性が強くなった。しかし、この実験では、被験者が特定の言語の文を単に聞いているだけなので、発話や文法処理などに違いがあるのかどうかはわからない。実際、ブローカ野の周辺には全く活動が見られていないのは問題である。

その一方で、第二言語を習得した時期や習熟度が違っても、ブローカ野の活動に差が見られなかった、というチー（M. W. L. Chee）らのｆＭＲＩによる実験結果もある[26]。彼らは、シンガポールで育った中国語（北京語、マンダリン）と英語の早期バイリンガルと、十二歳以降に初めて英語を習った中国人を対象とした。実験では、語幹か語尾から単語を完成する課題を用いているので、単語のレベルでは言語野に差が現れなかったのかもしれない。

イギリスのプライス（C. J. Price）らは、ドイツ語を第一言語、英語を第二言語（平均九歳以降に習得）とする被験者を対象として、文字で提示した単語をそのまま読む条件と翻訳する条件を比較した[27]。その結果、翻訳のときにもっとも強く活動したのは、大脳皮質の言語野ではなく、大脳基底核や運動野であるという意外な結果が得られた。翻訳では、自動的にそのまま読むことを抑えなくてはならないので、言語野の活動が抑えられたのではないかと考えられている。

次に必要な研究は、言語獲得あるいは第二言語の習得過程において、脳が実際にどのように変化するかを明らかにすることである。

●引用文献

第13章　感受性期とは何か――子どもは言語の天才

（1）J・メレール、E・デュプー（加藤晴久、増茂和男訳）『赤ちゃんは知っている―認知科学のフロンティア』藤原書店（1997）

（2）K・ローレンツ（日高敏隆訳）『ソロモンの指環』早川書房（1963）

（3）V. Fromkin, et al., "The development of language in Genie: A case of language acquisition beyond the 'critical period'", *Brain and Language*, **1**, 81–107（1974）

（4）S・シャラー（中村妙子訳）『言葉のない世界に生きた男』晶文社（1993）

（5）E・H・レネバーグ（佐藤方哉、神尾昭雄訳）『言語の生物学的基礎』大修館書店（1974）

（6）J. S. Johnson and E. L. Newport, "Critical period effects in second language learning: The influence of maturational state on the acquisition of English as a second language", *Cognitive Psychology*, **21**, 60–99（1989）

（7）E・ビアリストク、K・ハクタ（重野純訳）『外国語はなぜなかなか身につかないか―第二言語学習の謎を解く』新曜社（2000）

（8）E. L. Newport, "Constraints on learning and their role in language acquisition: Studies of the acquisition of American Sign Language", *Language Sciences*, **10**, 147–172（1988）

（9）藤永保『ことばはどこで育つか』大修館書店（2001）

（10）F. Vargha-Khadem, et al., "Onset of speech after left hemispherectomy in a nine-year-old boy", *Brain*, **120**, 159–182（1997）

（11）M. M. Merzenich, et al., "Temporal processing deficits of language-learning impaired children ameliorated by training", *Science*, **271**, 77–81（1996）

（12）P. Tallal, et al., "Language comprehension in language-learning impaired children improved with acoustically modified speech", *Science*, **271**, 81–84（1996）

(13) C・ベーカー（岡秀夫訳編）『バイリンガル教育と第二言語習得』大修館書店（1996）
(14) L・M・ビービ（編）（島岡丘監修、卯城祐司、佐久間康之訳）『第二言語習得の研究』大修館書店（1998）
(15) V. Volterra and T. Taeschner, "The acquisition and development of language by bilingual children", *Journal of Child Language*, 5, 311–326（1978）
(16) 山本雅代『バイリンガルはどのようにして言語を習得するのか』明石書店（1996）
(17) S. D. Epstein, S. Flynn and G. Martohardjono, "Second language acquisition: Theoretical and experimental issues in contemporary research", *Behavioral and Brain Sciences*, **19**, 677–758（1996）
(18) L・ワイド（千葉修司他訳）『普遍文法と第二言語獲得—原理とパラメータのアプローチ』リーベル出版（1992）
(19) S・D・クラッシェン、T・D・テレル（藤森和子訳）『ナチュラル・アプローチのすすめ』大修館書店（1986）
(20) S. Aglioti, A. Beltramello, F. Girardi and F. Fabbro, "Neurolinguistic and follow-up study of an unusual pattern of recovery from bilingual subcortical aphasia", *Brain*, **119**, 1551–1564（1996）
(21) G. A. Ojemann, "The bilingual brain", *Archives of Neurology*, **35**, 409–412（1978）
(22) M. Paradis, M.-C. Goldmlum and R. Abidi, "Alternate antagonism with paradoxical translation behavior in two bilingual aphasic patients", *Brain and Language*, **15**, 55–69（1982）
(23) D. Klein, B. Milner, R. J. Zatorre, E. Meyer and A. C. Evans, "The neural substrates underlying word generation: A bilingual functional-imaging study", *Proceedings of the National Academy of Sciences of USA*, **92**, 2899–2903（1995）
(24) K. H. S. Kim, N. R. Relkin, K.-M. Lee and J. Hirsch, "Distinct cortical areas associated with native and second languages", *Nature*, **388**, 171–174（1997）

(25) D. Perani, et al., "The bilingual brain: Proficiency and age of acquisition of the second language", *Brain*, **121**, 1841–1852 (1998)
(26) M. W. L. Chee, E. W. L. Tan and T. Thiel, "Mandarin and English single word processing studied with functional magnetic resonance imaging", *Journal of Neuroscience*, **19**, 3050–3056 (1999)
(27) C. J. Price and D. W. G. R. von Studnitz, "A functional imaging study of translation and language switching", *Brain*, **122**, 2221–2235 (1999)

おわりに

「二つの文化（科学と文学）の溝は目の前でどんどん深くなっている。今や両者にほとんど交流がなく、わずかだがさまざまな種類の無理解と嫌悪があるだけだ」
（"The two cultures", *New Statesman* より）　スノー（Sir C. P. Snow）（一九五六年）

言語の研究は、近年の認知脳科学の発展に伴って、欧米を中心に急速に発展してきた。本書で紹介した研究の中で、脳科学や人工知能を除く大半は、日本では文系の領域になっており、言語研究に対する関心は決して低いものではないが、脳科学からの新しいアプローチを導入することが遅れている。その理由は、日本語が難しい言語だからではない。言語学的な複雑さは、どの言語にも内在しており、ある一つの言語だけが特殊だということはあり得ない。問題は、言語・発達・教育の研究の基盤が極端に文系に偏っていることにある。

文系だから、逸話的な記述に専念して、科学的な厳密性や再現性を欠いていてもよいということにはならない。また、文系の研究者が、脳機能の計測法などの科学的手段を用いてはならないという不文律もない。それにもかかわらず、研究費や研究スペース、研究スタッフの数といった研究の必要条件のすべてが、文系の研究室には不足している。

その一方で、現在の理系の教育も問題をかかえている。物理学が自然科学の基礎であることには、誰も異論がないだろうが、物理を選択しない理系の高校生が急増している。この傾向が加速すれば、日本の科学研究は大きな危機に瀕するだろう。物理学は、「なぜ」という疑問に説明を与える、サイエンスの基礎である。自然界の法則性、できる限り単純な原理や保存則を仮定すること、といった物理学の精神がなければ、言語のように複雑な問題は、現象論の対象として、再び隅に追いやられてしまうだろう。

文系と理系の境界にある言語の脳科学で、欧米に遅れずに第一線の研究を推進していくためには、社会科学に勝るとも劣らないもう一つの柱として、人間科学を確立する必要があると考える。つまり、大衆や国家を対象とするのではなく、個を持つ人間そのものを対象とする学問が必要だと提言したい。

人間科学では、言語学や心理学はもちろんのこと、医学や脳科学が重要な要素になる。人間を診る医者にとって、心理学の深い理解が必要なのと同じように、言語聴覚士や心理療法士にとっても、言語学や脳科学の理解は必須であろう。人間科学にとって、文系と理系の垣根は、百害あって一利なしである。国語と社会が文系で、数学と理科が理系なのは変わらないかもしれない。しかし、未来の学校では、文系でも理系でもない、「人間」という新しい教科が現れることを期待したい。

本書でくり返し強調してきたように、言語の能力は一般化された学習のメカニズムでは説明できないユニークな特徴を持っており、その秘密は人間の脳にある。この特徴が原因で、古典的なアプローチだけではなかなか突破口が開けなかったのだろう。流体力学や統計力学、そして量子力学は、古典力学を見事に発展させた、という歴史を忘れてはいけない。言語についても同じで、言語学によってある程度まで言語知識の本質がわかった後で、切り捨てた他の問題に取り組めばよいだけのことである。現在の文法理論は、まだ過渡的な初期段階にあるために、言語獲得や言語使用の謎を解き明かすのには不十分なのである。

＊　＊

言語の脳科学は、新しいアイディア、新しい手法、そして従来のアプローチの新しい組合せによって、これからどんなに面白いことがわかっていくのだろう、と期待がふくらむテーマである。言語のサイエンスには、未知の問題がたくさん眠っている。

人類の誕生からしばらくたった頃、言語は人間の心に生まれた。それから、言語は何世代にもわたって、心から心へと受け継がれてきた。そして、サイエンスを身につけた人間は、言語を通して自分自身を理解する道を歩み始めたのである。

[な行]

[た行]

[索　引]

使用頻度の高い用語（言語、文法、単語、文など）は割愛した。
人名は2ページ以上にわたるものを載せた。

酒井邦嘉（さかい・くによし）

1964年（昭和39年），東京に生まれる．87年，東京大学理学部物理学科卒業．92年，同大大学院理学系研究科博士課程修了．理学博士．同年，同大医学部助手．95年，ハーバード大学医学部リサーチフェロー．ＭＩＴ言語・哲学科客員研究員を経て，現在，東京大学大学院総合文化研究科教授，同理学系研究科物理学専攻教授兼任．第56回毎日出版文化賞，第19回塚原仲晃記念賞受賞．

著書『科学者という仕事』『科学という考え方』（中公新書）
『脳の言語地図』『ことばの冒険』（明治書院）
『脳を創る読書』『考える教室』（実業之日本社）
『チョムスキーと言語脳科学』（インターナショナル新書）

編著『芸術を創る脳』（東京大学出版会）
『脳とAI―言語と思考へのアプローチ』（中公選書）
など

URL https://www.sakai-lab.jp/

言語《げんご》の脳科学《のうかがく》
中公新書 *1647*

2002年7月25日初版
2024年6月30日19版

著　者　酒井邦嘉
発行者　安部順一

本文印刷　暁印刷
カバー印刷　大熊整美堂
製　本　小泉製本

発行所　中央公論新社
〒100-8152
東京都千代田区大手町1-7-1
電話　販売　03-5299-1730
　　　編集　03-5299-1830
URL https://www.chuko.co.jp/

Published by CHUOKORON-SHINSHA, INC.
Printed in Japan　ISBN978-4-12-101647-8 C1245

中公新書

自然・生物

s1

2305 生物多様性　本川達雄
503 生命を捉えなおす（増補版）　清水　博
1097 生命世界の非対称性　黒田玲子
2414 入門！進化生物学　小原嘉明
2433 すごい進化　鈴木紀之
1972 心の脳科学　坂井克之
1647 言語の脳科学　酒井邦嘉
2390 ヒト―異端のサルの1億年　島　泰三
1709 親指はなぜ太いのか　島　泰三
1087 ゾウの時間 ネズミの時間　本川達雄
2419 ウニはすごい バッタもすごい　本川達雄
877 カラスはどれほど賢いか　唐沢孝一
2485 カラー版 目からウロコの自然観察　唐沢孝一
1860 昆虫―驚異の微小脳　水波　誠
2259 カラー版 スキマの植物図鑑　塚谷裕一
2311 カラー版 スキマの植物の世界　塚谷裕一
1706 ふしぎの植物学　田中　修
1890 雑草のはなし　田中　修
2174 植物はすごい　田中　修
2328 植物はすごい 七不思議篇　田中　修
2491 植物のひみつ　田中　修
1769 苔の話　秋山弘之
939 発酵　小泉武夫
2408 醤油・味噌・酢はすごい　小泉武夫
348 水と緑と土（改版）　富山和子
1156 日本の米―環境と文化はかく作られた　富山和子
2120 気候変動とエネルギー問題　深井　有
1922 地震の日本史（増補版）　寒川　旭
2539 カラー版 虫や鳥が見ている世界―紫外線写真が明かす生存戦略　浅間　茂